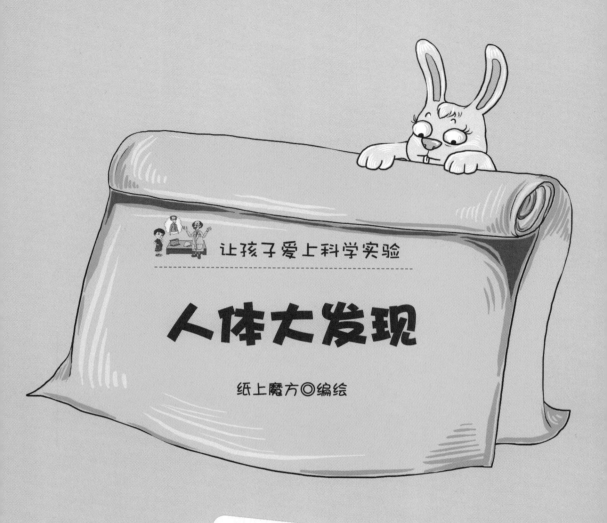

让孩子爱上科学实验

人体大发现

纸上魔方◎编绘

上海科学技术文献出版社
Shanghai Scientific and Technological Literature Press

图书在版编目（CIP）数据

人体大发现／纸上魔方编绘. — 上海：上海科学技术文献出版社，2023
（让孩子爱上科学实验）
ISBN 978 - 7 - 5439 - 8835 - 4

Ⅰ. ①人… Ⅱ. ①纸… Ⅲ. ①人体—儿童读物
Ⅳ. ①R32 - 49

中国国家版本馆 CIP 数据核字（2023）第 087930 号

组稿编辑:张　树
责任编辑:王　珺

人体大发现

纸上魔方　编绘

*
上海科学技术文献出版社出版发行
（上海市长乐路 746 号　邮政编码 200040）
全国新华书店经销
四川省南方印务有限公司印刷
*
开本 700 × 1000　　1/16　　印张 10　　字数 200 000
2024 年 1 月第 1 版　　2024 年 1 月第 1 次印刷
ISBN 978 - 7 - 5439 - 8835 - 4
定价:49. 80 元
http://www.sstlp.com

前言

//////////////////////////////////////

在生活中，你是否遇到过一些不可思议的问题？比如被敲击一下就会伸腿前踢的膝盖，怎么用力也无法折断的小木棍；你肯定还遇到过很多不解的问题，比如天空为什么是蓝色而不是黑色或者红色，为什么会有风雨雷电；当然，你也一定非常奇怪，为什么鸡蛋能够悬在水里，为什么用吸管就能喝到瓶子里的饮料……

我们想要了解这个神奇的世界，就一定要勇敢地通过实践取得真知，像探险家一样，脚踏实地去寻找你想要的那个答案。伟大的科学家爱因斯坦曾经说："学习知识要善于思考，思考，再思考。"除了思考之外，我们还需要动手实践，只有自己亲自动手获得的知识，才是真正属于自己的知识。如果你亲自动手，就会发现膝跳反射和人直立行走时的重心有关，你也会知道小木棍之所以折不断，是因为用力的部位离受力点太远。当然，你也能够解释天空呈现蓝色的

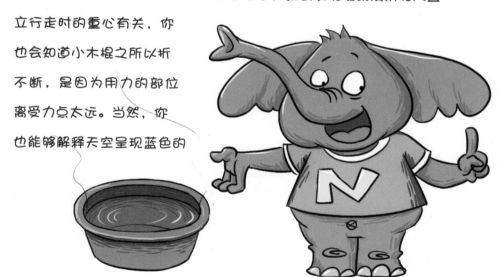

原因，以及风雨雷电出现的原因。

　　一切自然科学都是以实验为基础的，让小朋友从小养成自己动手做实验的好习惯，是非常有利于培养他们的科学素养的。在本套丛书中，读者将体验变身《化学魔法师》的乐趣，跟随作者走进《人体大发现》，通过实验认识到《光会搞怪》《水也会疯狂》，发现《植物有睡气》《动物真有趣》，探索《地理的秘密》《电磁的魔性》以及《天气变变变》的奥秘。这就是本套丛书包括的最主要的内容，它全面而详细地向你展示了一个多姿多彩的美妙世界。还在等什么呢，和我们一起在实验的世界中畅游吧！

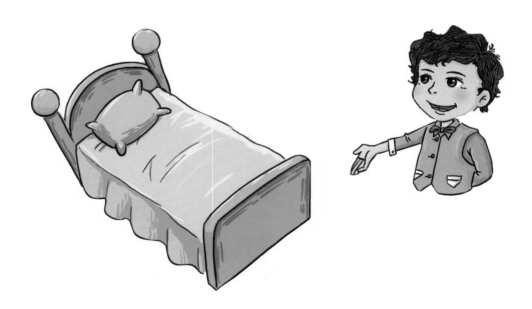

目 录

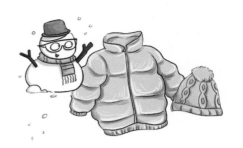

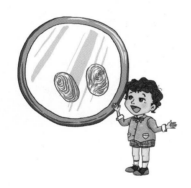

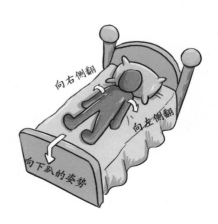

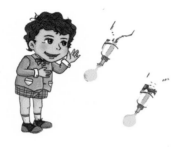

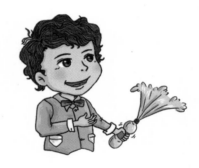

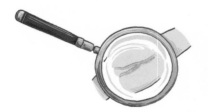

汗毛站直了

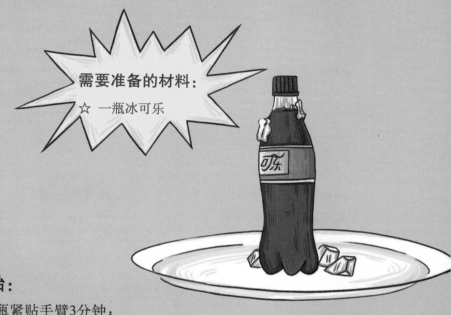

需要准备的材料：

☆ 一瓶冰可乐

◎**实验开始：**

1．将冰可乐瓶紧贴手臂3分钟；

2．观察手臂皮肤及汗毛有何变化。

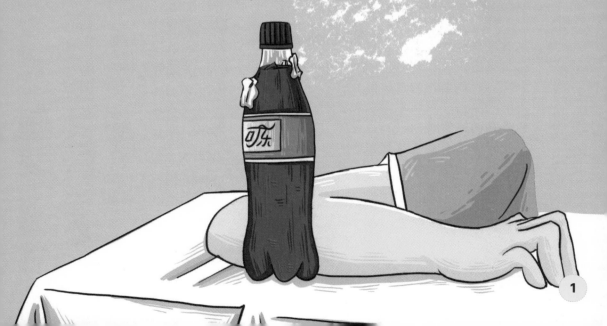

◎有趣的发现:

你会发现,手臂上的皮肤起了不少的"鸡皮疙瘩",而且汗毛竖了起来,皮肤也感觉紧紧的。

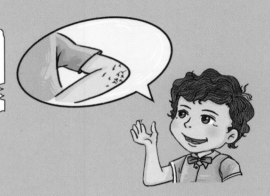

嘉嘉:"看!汗毛都一根根竖起来了,天,真不可思议!"

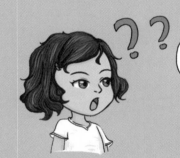

丹丹好奇地问:"为什么会这样呢?"

孔墨庄叔叔说:"呵呵,我们人体皮肤的汗毛组织下面有一种肌肉,叫竖毛肌。当天气变冷,我们身体的皮肤就会紧缩,然后会压迫竖毛肌,使皮肤表面凸现一个小隆起,也就是我们经常说的'鸡皮疙瘩'。这个实验里,冰可乐的温度远远低于人体的温度,所以能够让皮肤紧缩,这就是为什么汗毛会站直的原理了。"

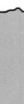
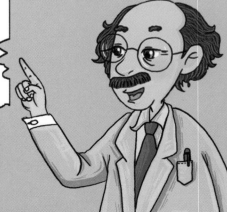

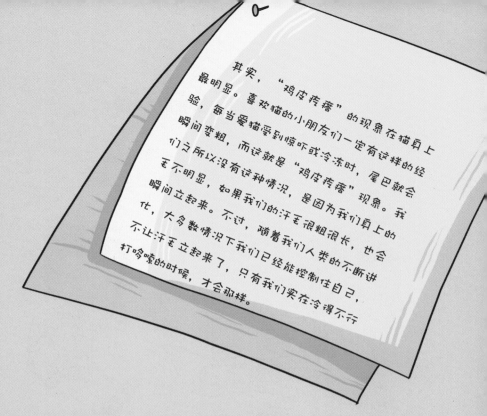

其实，"鸡皮疙瘩"的现象在猫身上最明显。喜欢猫的小朋友们一定有这样的经验，每当爱猫受到惊吓或冷冻时，尾巴就会瞬间变粗，而这就是"鸡皮疙瘩"现象。我们之所以没有这种情况，是因为我们身上的毛不明显，如果我们的汗毛很粗很长，也会瞬间立起来。不过，随着我们人类的不断进化，大多数情况下我们已经能控制住自己，不让汗毛立起来了，只有我们实在冷得不行打哆嗦的时候，才会那样。

皮皮："我发现了一个更好的方法让我的汗毛竖起来！"

孔墨庄叔叔："什么方法？"

皮皮："把那瓶冰可乐全都喝下去！而且，我要学原始人，用毛发吓跑那些敌人！"

孔墨庄叔叔："……"

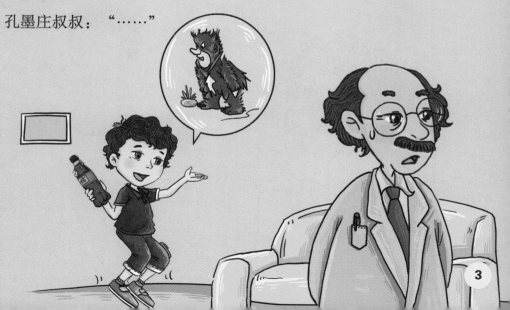

晕车好难受

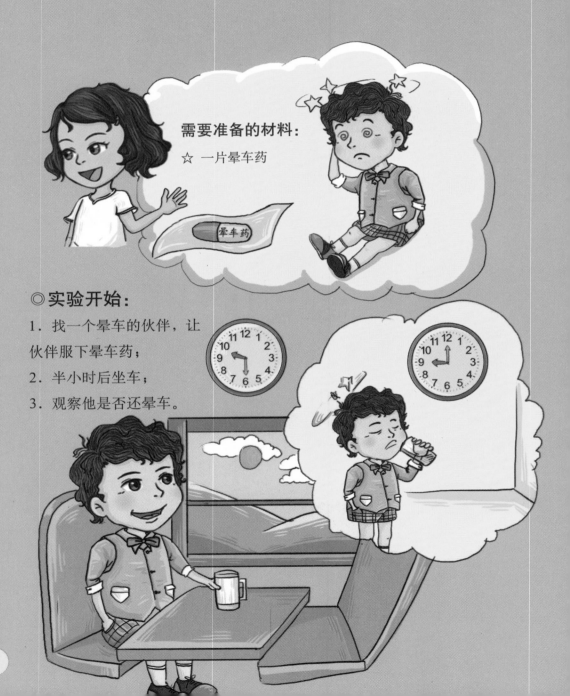

需要准备的材料：

☆ 一片晕车药

晕车药

◎实验开始：

1. 找一个晕车的伙伴，让伙伴服下晕车药；

2. 半小时后坐车；

3. 观察他是否还晕车。

◎有趣的发现：

你会发现，不管车程有多远，晕车的人都不会再晕车了。

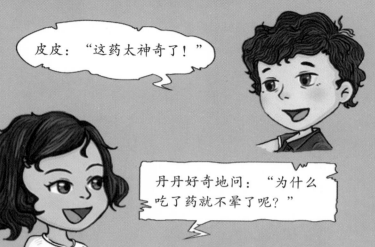

皮皮："这药太神奇了！"

丹丹好奇地问："为什么吃了药就不晕了呢？"

孔墨庄叔叔说："人们之所以会晕车，是因为判断方向和维持自身的平衡系统受到了刺激。人体的平衡系统主要包括皮肤、眼睛、颈部和内耳等。当我们在乘车过程中遇到急刹车或急转弯时，身体的平衡系统受到了过分刺激，耐受力差的人就会感到头晕、恶心，甚至会呕吐。而一般晕车药都含有一些可以减缓眩晕、止吐或安眠的成分，不但可以缓解消化道的痉挛状态，还可以帮助晕车的人快速进入睡眠状态，从而起到防止晕车的作用。"

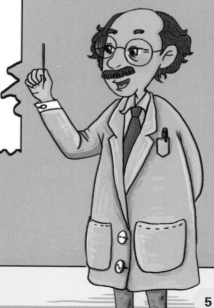

当我们在乘车、船或飞机时，由于车、船或飞机的行驶速度不断变化，加上摇晃震动，身体很可能就会出现不适应的感觉，例如头晕、头痛、恶心、呕吐、虚脱、休克。如果自身的身体素质不好的话，这种症状会更加明显。在这种情况下，我们该怎么办呢？现在教给你一些缓解方法：出行的头一天晚上要保证睡眠充足；在出发前不要吃得太饱；当出现晕车状况时可以用冷水拍拍脸。

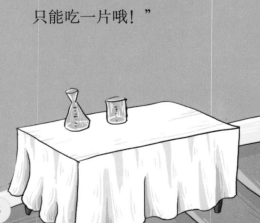

嘉嘉："哇，我就晕车，以前一直因为晕车而不敢到处走！孔墨庄叔叔，你怎么才告诉我呀？"

孔墨庄叔叔："呵呵，现在告诉你也不晚吧！"

嘉嘉："怎么不晚呢？如果您早告诉我，我就不会错过好多优美的地方！下次一定要多买点晕车药吃，就可以和爸爸妈妈一起去旅游了！"

孔墨庄叔叔："但是，记住啊，晕车药小孩子每次只能吃一片哦！"

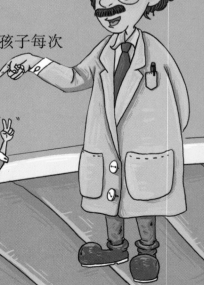

让眼睛不累

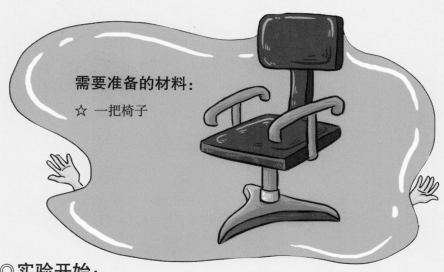

需要准备的材料：

☆ 一把椅子

◎ **实验开始：**

1．眼睛累了以后，坐在椅子上；

2．十指在胸前做5分钟的对压动作；

3．然后用大拇指依次弹其余四指，5分钟后看看你的眼睛有什么感觉。

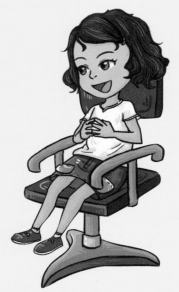

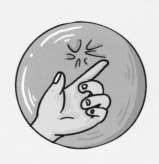

◎ 有趣的发现：

手指运动之后，眼睛不如之前疲劳了，感觉非常清爽。

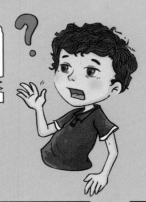

皮皮好奇地问："为什么会这样呢？手指运动和眼睛有什么关系吗？"

孔墨庄叔叔说："呵呵，当然啦！在人的手指、手掌上，有许多与眼部神经相连的反射区，如果每天坚持按摩这些反射区的话，我们会感觉到不那么累了。同时，手部也是神经分布最密集的地方，通过按摩手部，刺激手的神经，我们的大脑会分泌一种叫内啡肽的物质。这种物质具有很好的放松效果，可以缓解眼疲劳、全身疲倦以及大脑难受的问题。所以当我们眼睛、大脑疲劳的时候，按摩手部确实不错哦。"

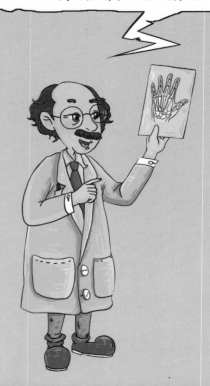

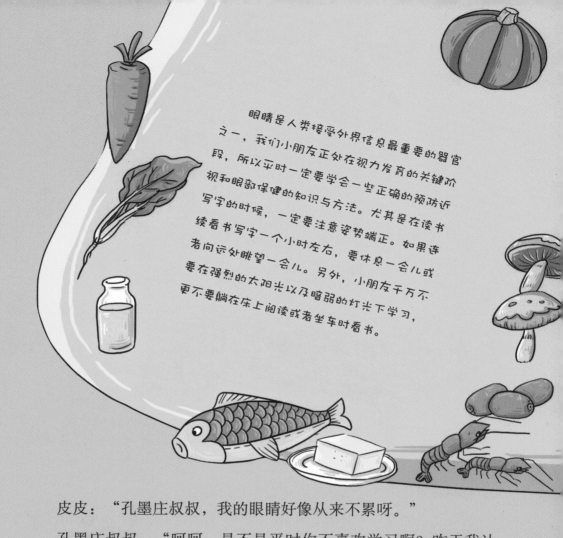

眼睛是人类接受外界信息最重要的器官之一，我们小朋友正处在视力发育的关键阶段，所以平时一定要学会一些正确的预防近视和眼部保健的知识与方法。尤其是在读书写字的时候，一定要注意姿势端正。如果连续看书写字一个小时左右，要休息一会儿或者向远处眺望一会儿。另外，小朋友千万不要在强烈的太阳光以及暗弱的灯光下学习，更不要躺在床上阅读或者坐车时看书。

皮皮："孔墨庄叔叔，我的眼睛好像从来不累呀。"

孔墨庄叔叔："呵呵，是不是平时你不喜欢学习啊？昨天我让你写的关于实验的总结，你现在有没有完成呀？"

皮皮不好意思地挠挠头："哎呀，我都忘记了……"

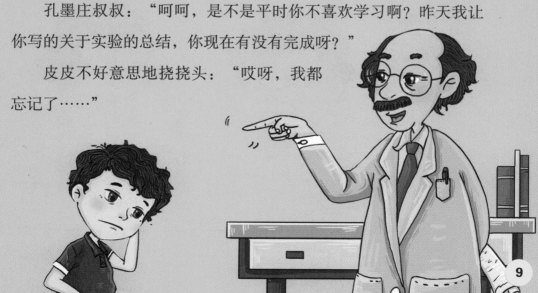

近视是怎么回事

需要准备的材料：

☆ 一本书

◎ **实验开始：**

1. 邀请一名平时戴近视眼镜的同伴，让这位患有近视的同伴将眼镜摘掉；

2. 你站在离他一米远的地方，然后把书打开；

3. 问你的同伴能否看清书上的字；如果看不见，让他把近视眼镜戴上再看，会有什么发现？

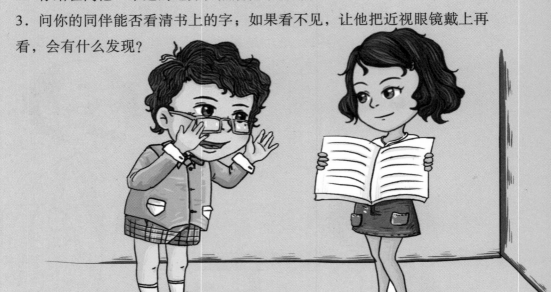

◎有趣的发现：

同伴戴上近视眼镜之后，就能看清书上的字了。

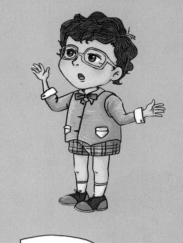

皮皮好奇地问："为什么戴上近视眼镜就能看得更清楚了呢？"

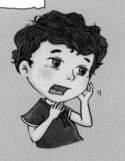

丹丹好奇地问："近视是怎么一回事呀？"

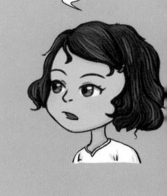

孔墨庄叔叔："近视其实就是眼睛的一种生理变化。如果你眼睛近视了，看书时字迹就会重叠串行、模糊不清；抬头再看面前的物体，也有模糊漂浮的感觉。一般人如果视力正常的话，站在一米远的地方是可以看清小字的。但如果眼睛近视的话，就比较模糊了，需要戴上眼镜才能看清物体。戴上眼镜之后，视力就可以达到正常水平。因为眼镜可以产生一定的屈光度，它能代替眼球聚光，从而使物体清晰地成像。"

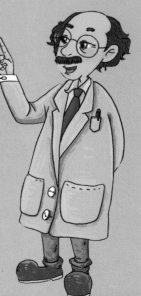

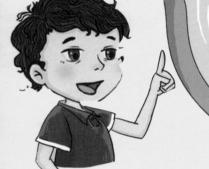

近视的原因，一般有两种：

1、遗传：近视有一定遗传倾向，高度近视更是如此。

2、环境因素：从事文字工作或其他近距离用眼工作的人，患有近视的比较多；青少年学生中近视的也比较多，而且从小学五六年级开始，患病率明显上升。这种现象说明，近视的发生和发展与近距离用眼的关系非常密切。因此，小朋友们一定要注意用眼卫生，千万不能长时间看书学习，一定要每过一小时起来向远处看看或者是做一套眼睛保健操。

皮皮："我宁愿近视也不戴眼镜。"

孔墨庄叔叔："为什么？"

皮皮："那样，就没有女生说我帅了。"

孔墨庄叔叔："呵呵……等你什么都看不清的时候就更没人说你帅了。"

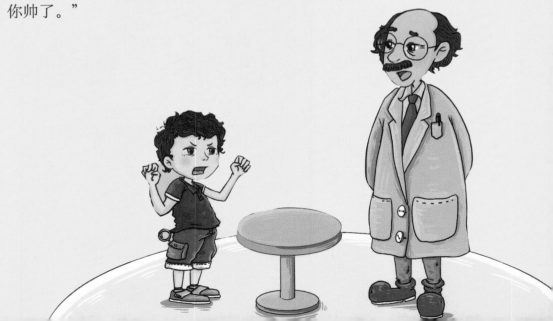

夏天易困

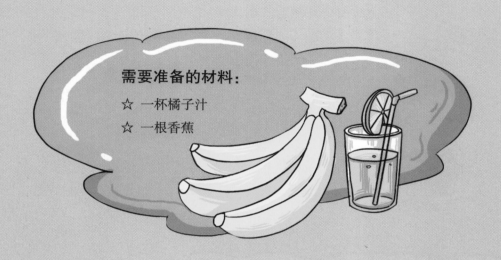

需要准备的材料:

☆ 一杯橘子汁

☆ 一根香蕉

◎ **实验开始:**

1. 夏天犯困的时候喝一杯橘子汁;

2. 再吃一根香蕉;

3. 过一会儿你还困吗?

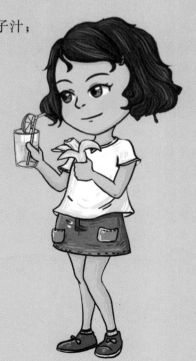

◎有趣的发现：

你会发现，即使天气再热，也不会犯困了。

皮皮好奇地问："怎么就不困了呢？"

嘉嘉："是啊，太奇怪了！"

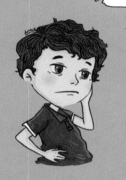

孔墨庄叔叔说："我们之所以在喝了橘子汁、吃过香蕉之后，不再困倦，是因为橘子和香蕉的内部含有丰富的钾，而钾是一种具有提神作用的物质。因此，当人体中的钾得到了充足的补给之后，精神也就清爽起来。橘子的果皮里还含有黄酮和橙皮黄素等成分，也具有抗疲劳的功效，因此我们还可以经常饮用一些用橘子皮泡的水，对于抵御夏日的困倦也非常有效。不过大家要注意，水果在种植的过程中，由于防虫害的需要，通常会喷洒一些农药，因此用来泡水喝的橘子皮要事先用清水冲洗干净。"

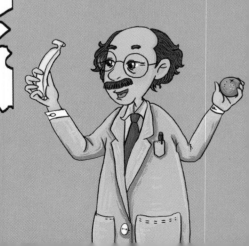

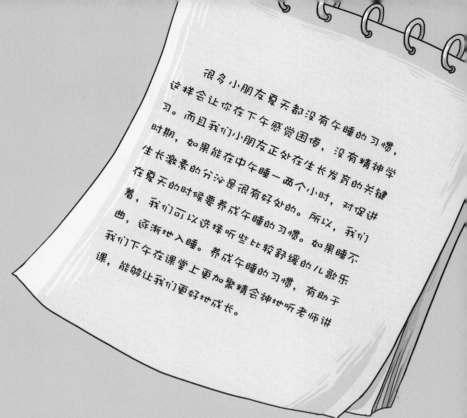

很多小朋友夏天都没有午睡的习惯，这样会让你在下午感觉困倦，没有精神学习。而且我们小朋友正处在生长发育的关键时期，如果能在中午睡一两个小时，对促进生长激素的分泌是很有好处的。所以，我们在夏天的时候要养成午睡的习惯。如果睡不着，我们可以选择听些比较舒缓的儿歌乐曲，逐渐地入睡。养成午睡的习惯，有助于我们下午在课堂上更加聚精会神地听老师讲课，能够让我们更好地成长。

皮皮："我不在热天吃橘子和香蕉。"

孔墨庄叔叔："为什么？"

皮皮："因为我从来不会犯困，或许是我体内的钾天生就充足吧……哈哈。"

孔墨庄叔叔："可我怎么听说不爱动脑的人都不容易犯困呢？"

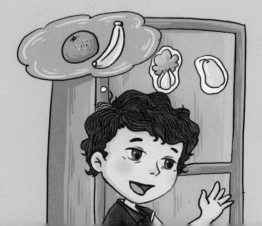

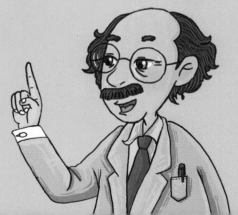

白糖帮你止住打嗝

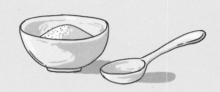

需要准备的材料：

☆ 一小碗白糖

☆ 一个汤匙

◎ **实验开始：**

1. 在打嗝的时候取一小碗白糖；

2. 舀一汤匙白糖，放到舌头下面含住；

3. 看看你还打嗝吗？

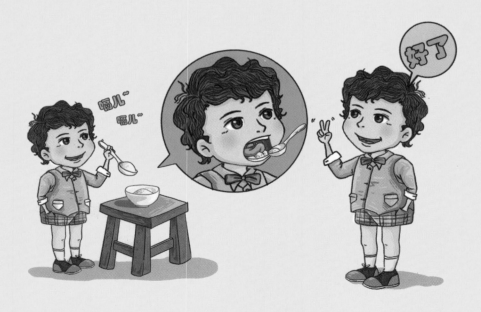

◎有趣的发现：

在舌头下面倒入一汤匙白糖后，很快就不打嗝了。

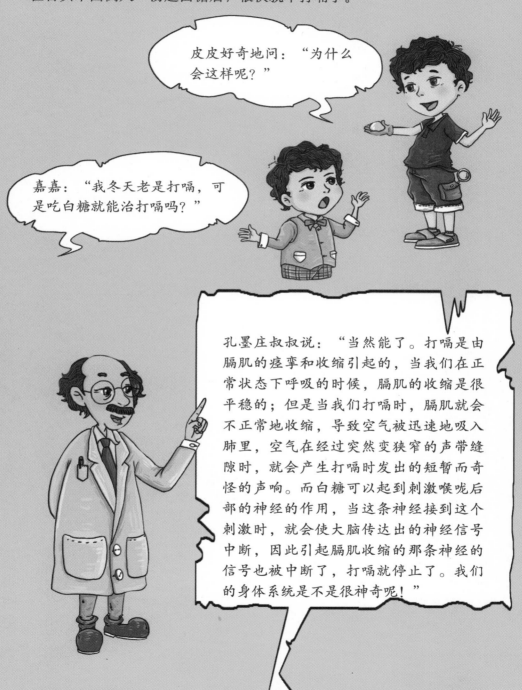

皮皮好奇地问："为什么会这样呢？"

嘉嘉："我冬天老是打嗝，可是吃白糖就能治打嗝吗？"

孔墨庄叔叔说："当然能了。打嗝是由膈肌的痉挛和收缩引起的，当我们在正常状态下呼吸的时候，膈肌的收缩是很平稳的；但是当我们打嗝时，膈肌就会不正常地收缩，导致空气被迅速地吸入肺里，空气在经过突然变狭窄的声带缝隙时，就会产生打嗝时发出的短暂而奇怪的声响。而白糖可以起到刺激喉咙后部的神经的作用，当这条神经接到这个刺激时，就会使大脑传达出的神经信号中断，因此引起膈肌收缩的那条神经的信号也被中断了，打嗝就停止了。我们的身体系统是不是很神奇呢！"

其实，打嗝也不完全是坏事，它提醒我们，肠胃功能已经有所下降了，所以平时一定要注意自己的饮食问题。尤其是小朋友，尽量不要吃冷的食物，因为不易消化；同时也要少吃油腻和辛辣的食物，因为会扰乱我们的肠胃功能。最后就是要慢慢地吃，慢慢地咽，而且不要吃得太多。以上这几点保护肠胃的建议，小朋友们一定要记住。

丹丹："有些人为什么那么讨厌别人打嗝？"

孔墨庄叔叔："嗯……这个问题也一直困惑着我。"

丹丹："或许是出于嫉妒吧！"

孔墨庄叔叔："啊……为什么？"

丹丹："你没听说人生三件宝，吃饭、放屁、打嗝吗？！"

孔墨庄叔叔："啊……哈哈。"

瞌睡的秘密

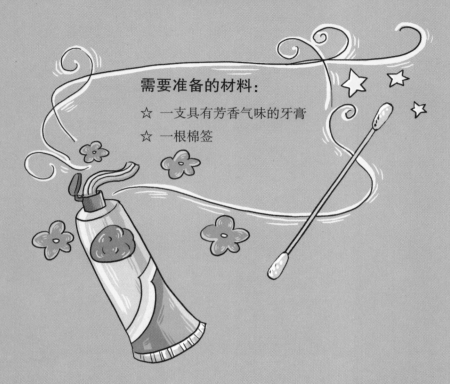

需要准备的材料：

☆ 一支具有芳香气味的牙膏

☆ 一根棉签

◎实验开始：

1. 在你瞌睡的时候把牙膏拧开；

2. 将牙膏抹在棉签上，然后涂在鼻孔黏膜处；

3. 看看你还瞌睡吗？

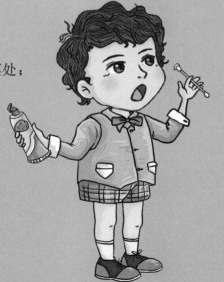

◎有趣的发现：

你会发现，一下子睡意全无了，而且感觉有用不完的力气，脑袋瓜子也特别好使。

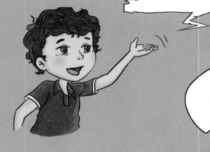

皮皮好奇地问："牙膏还有这作用啊？！"

丹丹："将牙膏抹在鼻孔处为什么就能起到提神醒脑的作用呢？"

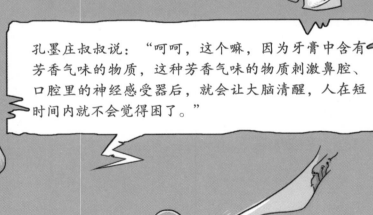

孔墨庄叔叔说："呵呵，这个嘛，因为牙膏中含有芳香气味的物质，这种芳香气味的物质刺激鼻腔、口腔里的神经感受器后，就会让大脑清醒，人在短时间内就不会觉得困了。"

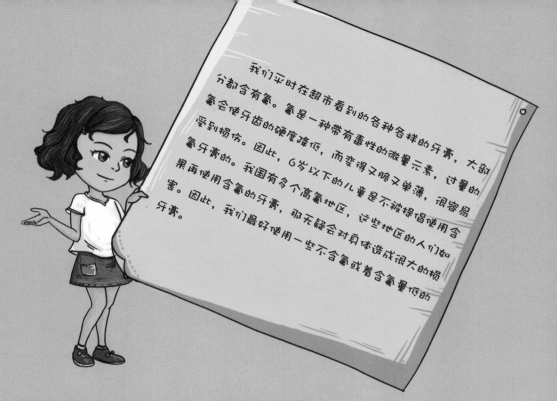

我们平时在超市看到的各种各样的牙膏，大部分都含有氟。氟是一种带有毒性的微量元素，过量的氟会使牙齿的硬度降低，而变得又脆又单薄，很容易受到损伤。因此，6岁以下的儿童是不被提倡使用含氟牙膏的。我国有多个高氟地区，这些地区的人们如果再使用含氟的牙膏，那无疑会对身体造成很大的损害。因此，我们最好使用一些不含氟或者含氟量低的牙膏。

嘉嘉："哈哈，孔墨庄叔叔，你给我们做的这个实验太好了，这样以后我就不用为上课打瞌睡发愁了。"

孔墨庄叔叔："嘉嘉，这个方法只能暂时缓解一下，你上课打瞌睡肯定是你晚上不好好睡觉的缘故。"

嘉嘉："那我该怎么做呢？"

孔墨庄叔叔："晚上不要睡得太晚。另外，只要你认真地跟上老师的思路，积极地动脑思考，就不会打瞌睡了！"

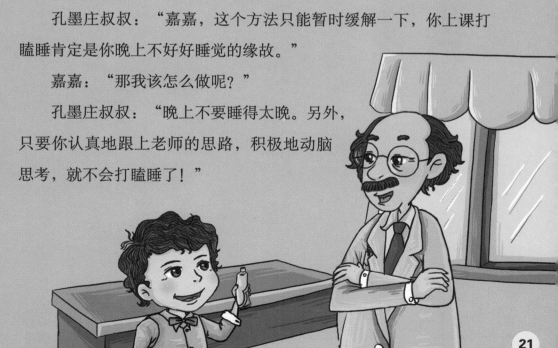

脸生红晕

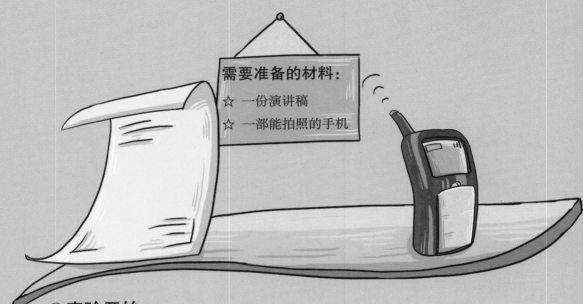

需要准备的材料：
☆ 一份演讲稿
☆ 一部能拍照的手机

◎ 实验开始：

1．走上讲台，让同伴拿手机拍下你走上讲台时的脸色；

2．再让同伴拍下你演讲过程中的脸色。

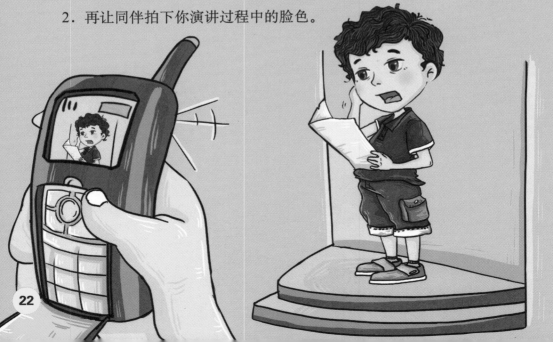

◎ 有趣的发现：

你会发现，当你在众目睽睽之下走上讲台时，脸上顿时现出一圈红晕；当你在演讲过程中逐渐平复心情后，红晕将逐渐消失。

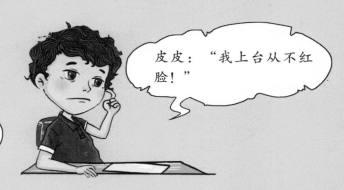

皮皮："我上台从不红脸！"

丹丹："那是因为你没有个人荣誉感！"

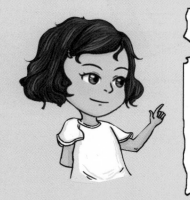

孔墨庄叔叔说："大脑是人体的'总指挥'，我们的视觉和听觉神经，都分布在大脑里。当我们看到、听到或者想到一些使我们害羞的事情时，眼睛和耳朵就会把这种消息反馈给大脑皮质，'司令部'大脑皮质收到这些消息后，就能够使皮肤下面的血液流动加快，我们的脸就发红发热了。"

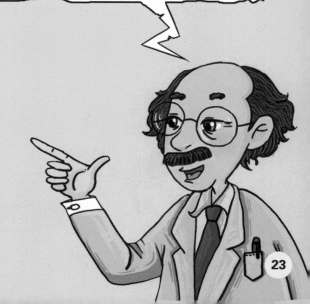

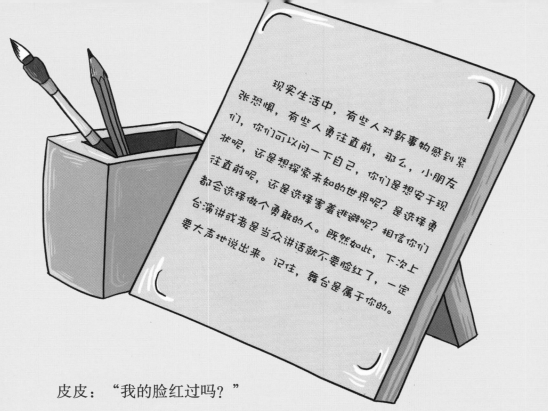

现实生活中，有些人对新事物感到紧张恐惧，有些人勇往直前，那么，小朋友们，你们可以问一下自己，你们是想安于现状呢，还是想探索未知的世界呢？是选择勇往直前呢，还是选择害着逃避呢？相信你们都会选择做个勇敢的人。既然如此，下次上台演讲或者是当众讲话就不要脸红了，一定要大声地说出来。记住，舞台是属于你的。

皮皮："我的脸红过吗？"

孔墨庄叔叔："嗯，我好像还真没看到过你脸红的样子。"

皮皮："哈哈！我是超人！"

孔墨庄叔叔："像你这种不爱学习的人怎么会是超人呢？"

皮皮："你……"

孔墨庄叔叔："哈哈……你的脸红了！"

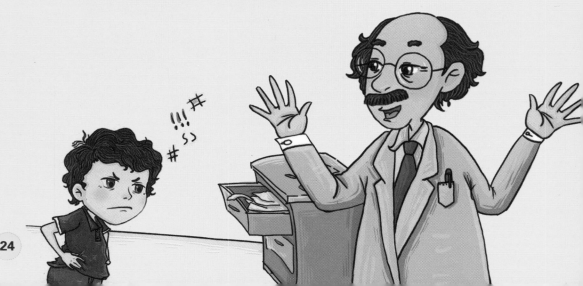

脑重量与聪明有关系吗

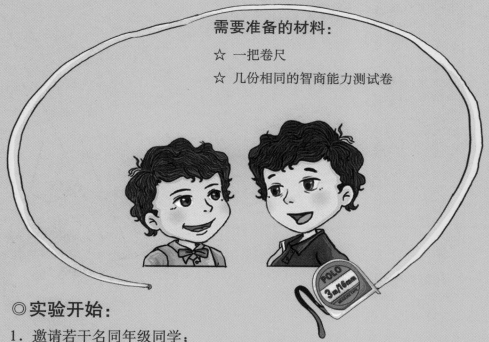

需要准备的材料：

☆ 一把卷尺

☆ 几份相同的智商能力测试卷

◎ **实验开始：**

1．邀请若干名同年级同学；

2．让同学们坐下，每人发一份智商能力测试卷，并要求他们在规定的时间内交卷；

3．对照答案，为每一份试卷评分，看看每位同学的IQ分数是多少；

4．用卷尺测量每个人头围的大小；

5．比较一下他们头围的数据与IQ分数，看看这些数据与分数之间有无关系。

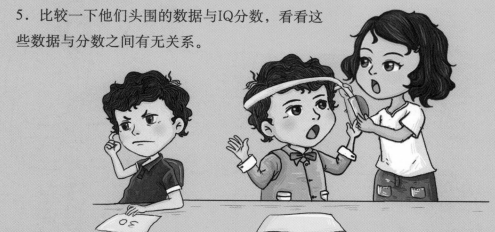

◎ 有趣的发现：

从测量的结果中发现，那些IQ分数高的同学，头围不一定比IQ分数低的同学大。

皮皮："不是脑重量大的人就聪明吗？"

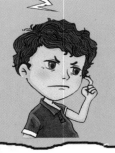

嘉嘉："不管头是大还是小，我都很聪明！"

孔墨庄叔叔说："脑重量大并不一定就聪明，例如，小脑袋的老鼠比大脑袋的兔子记忆力就好很多。在脑的重量上，鲸鱼的脑子有7000克重，大象的脑子有5000克重，都要比人脑重好几倍，而它们却远不如人类聪明。人类中男性的平均脑重量是1352克，女性的平均脑重量是1250克，可并不能说明男性比女性更聪明。聪明绝顶的爱因斯坦曾经说过他的脑重1230克，低于一般男性脑重量。但是，他却比大多数人聪明。"

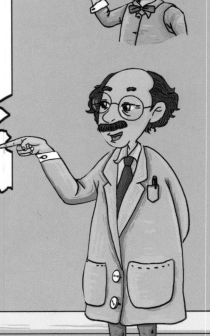

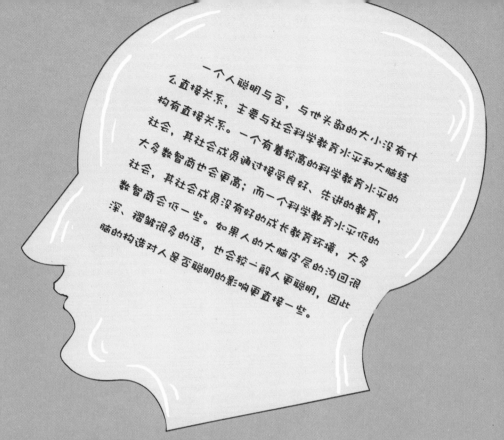

一个人聪明与否，与他头部的大小没有什么直接关系，主要与社会科学教育水平和大脑结构有直接关系。一个有着较高的科学教育水平的社会，其社会成员通过接受良好、先进的教育，大多数智商也会更高；而一个科学教育水平低的社会，其社会成员没有好的成长教育环境，大多数智商会低一些。如果人的大脑皮层的沟回很深、褶皱很多的话，也会较一般人更聪明，因此脑的构造对人是否聪明的影响更直接一些。

皮皮："你觉得我聪明吗？"

孔墨庄叔叔："这个……我需要想一想。"

皮皮："嗯，博士，你的鸟笼子又脏了，我给你擦擦吧！"

孔墨庄叔叔："你真是个聪明的孩子！"

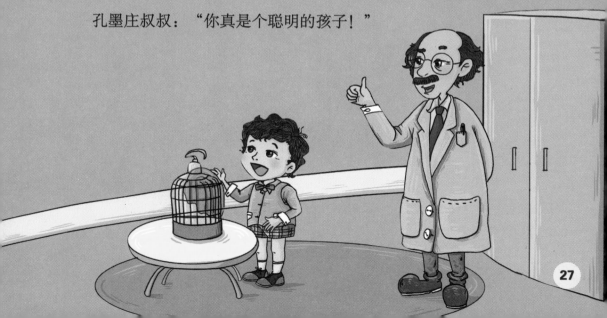

哪只手好用

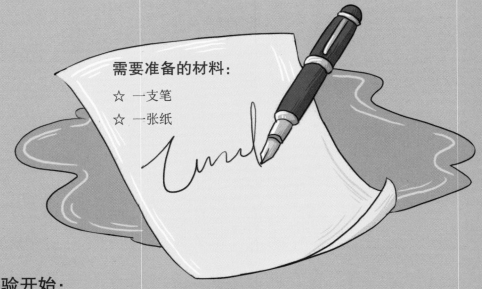

需要准备的材料：

☆ 一支笔

☆ 一张纸

◎ **实验开始：**

1. 用你的右手在纸上写你的名字；

2. 接着用左手在纸上写你的名字；

3. 看看你的哪只手好使。

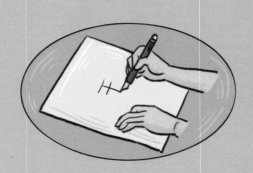

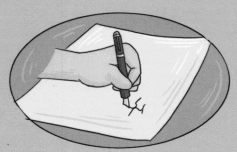

◎有趣的发现：

如果你不是左撇子的话，你会发现，右手写字更加灵活。

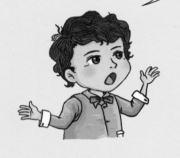

嘉嘉好奇地问："为什么右手会更好用呢？"

皮皮："那是因为他不是左撇子！"

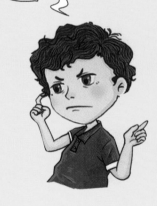

孔墨庄叔叔说："这个嘛，一般来说，大部分人通常主要用右手做事，一小部分人更习惯用左手，我们把习惯用左手的人叫"左撇子"。我们人类经过长期的进化发展，大多数人右手比左手更灵活。如果用左手写字，很难写好。因此，我们的书写是自左到右的。如果用左手写字，很多人很可能会写得一团糟。"

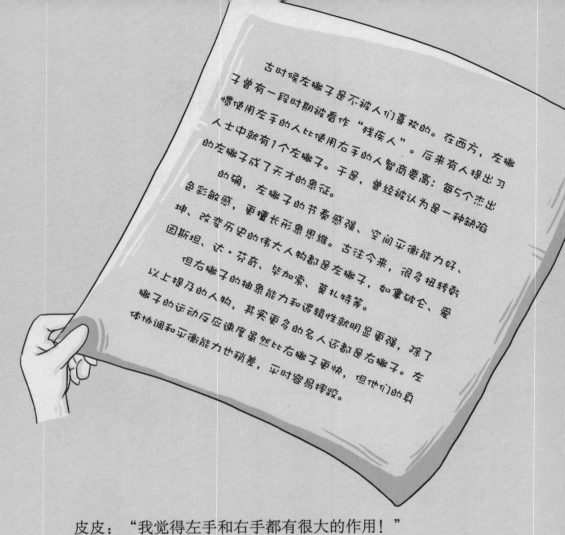

古时候左撇子是不被人们喜欢的。在西方，左撇子曾有一段时期被看作"残疾人"。后来有人提出习惯使用左手的人比使用右手的人智商要高：每5个杰出人士中就有1个左撇子。于是，曾经被认为是一种缺陷的左撇子成了天才的象征。

的确，左撇子的节奏感强、空间平衡能力好、色彩敏感，更擅长形象思维。古往今来，很多扭转乾坤、改变历史的伟大人物都是左撇子，如拿破仑、爱因斯坦、达·芬奇、毕加索、莫扎特等。

但右撇子的抽象能力和逻辑性就明显更强，除了以上提及的人物，其实更多的名人还都是右撇子。在撇子的运动反应速度虽然比右撇子更快，但他们的身体协调和平衡能力也稍差，平时容易摔跤。

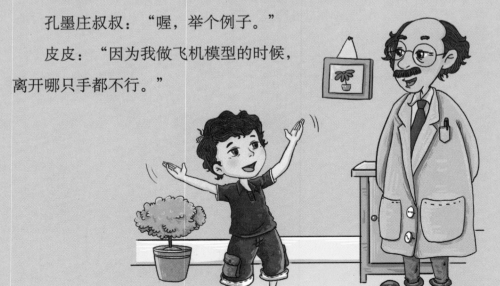

皮皮："我觉得左手和右手都有很大的作用！"

孔墨庄叔叔："喔，举个例子。"

皮皮："因为我做飞机模型的时候，离开哪只手都不行。"

走路不摆双手

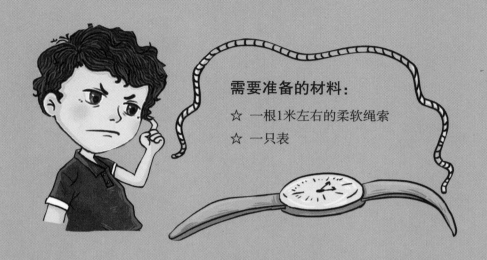

需要准备的材料：

☆ 一根1米左右的柔软绳索

☆ 一只表

◎实验开始：

1．将双手紧紧并拢贴在身体两侧，请一位小朋友用绳索捆绑住你的双臂；

2．看表，绕圈或是直线行走15分钟，就像平时走路上学时那样；

3．15分钟后，感觉自己的身体有何变化；

4．解开绳索，抬左脚时摆动左手，抬右脚时摆动右手。15分钟后，看身体是何感觉。

◎有趣的发现：

你会发现，绑住双臂后走路非常不舒服，而且很别扭，身体也会感到很疲倦；同手同脚向走路时，也很别扭。

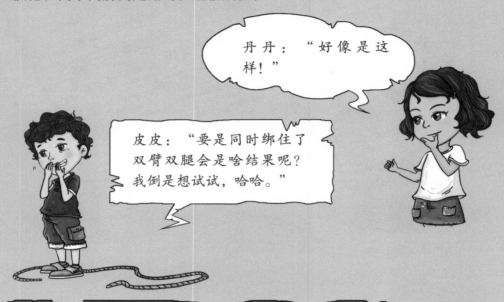

丹丹："好像是这样！"

皮皮："要是同时绑住了双臂双腿会是啥结果呢？我倒是想试试，哈哈。"

孔墨庄叔叔说："人类的祖先开始直立行走后，就一直这样甩双臂走路。人在弯曲左脚时，右脚就会条件反射地向前伸展。有人说，要是让四足动物用后肢行走的话，它的前脚就会像人的双手一样前后摆动。人类学家称，这个动作能够证明人的双手是从前足演变而来的，进化前的人和四足动物一样，趴在地上爬行。当进化成现代人类后，我们的手还是保留了当年趴在地上摆动的习惯。所以人走路时，一定会在迈左腿的同时甩右胳膊，这样行走起来就会很舒服。"

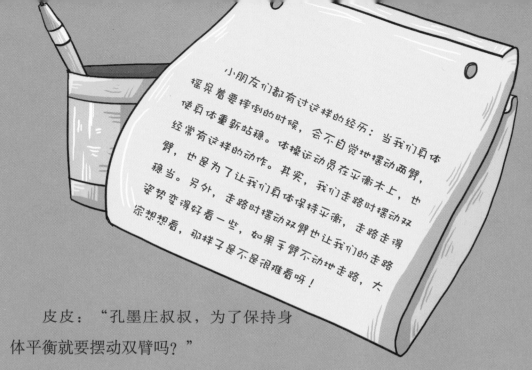

小朋友们都有过这样的经历：当我们身体摇晃着要摔倒的时候，会不自觉地摆动两臂，使身体重新站稳。体操运动员在平衡木上，也经常有这样的动作。其实，我们走路时摆动双臂，也是为了让我们身体保持平衡，走路走得稳当。另外，走路时摆动双臂也让我们的走路姿势变得好看一些，如果手臂不动地走路，大家想想看，那样子是不是很难看呀！

皮皮："孔墨庄叔叔，为了保持身体平衡就要摆动双臂吗？"

孔墨庄叔叔："一般来说是这样的。"

皮皮："我突然想起来，杂技演员在走钢丝的时候，手中总是拿着一根常常的竹竿，这是不是也是为了保持平衡呢？"

孔墨庄叔叔："没错，呵呵，皮皮，你变聪明了！杂技演员手中的长竹竿就是起延长手臂的作用，能够帮助身体平衡的！"

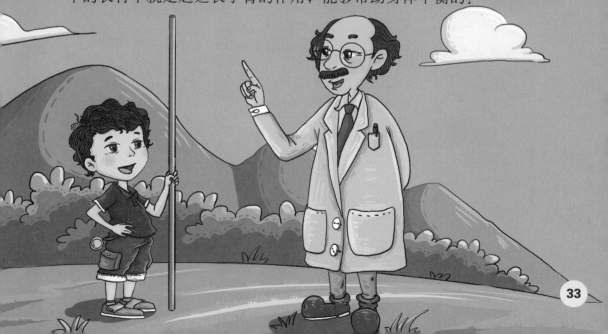

体温的秘密

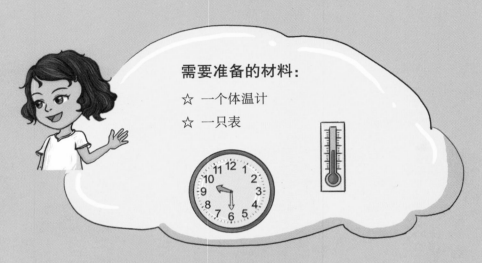

需要准备的材料：

☆ 一个体温计

☆ 一只表

◎ **实验开始：**

1．找一个较冷的地方，穿少量的衣服，以能感觉到寒冷为佳，保持身体不动；

2．看表计时，15分钟后用体温计测量体温，记下数字；

3．故意让身体发抖，就像受冷时发抖那样。15分钟后，再用体温计测量体温，记下数字；

4．比较两组数字的差别。

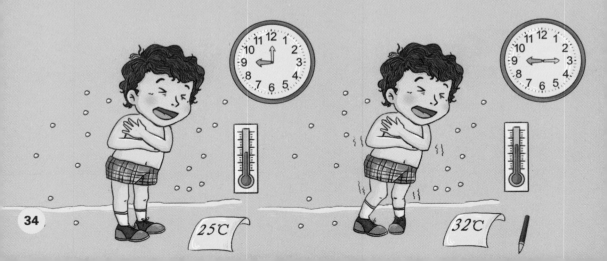

25℃   32℃

◎ 有趣的发现：

你会发现，发抖后体温迅速上升，直到上升到人体正常体温。

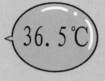

36.5℃

皮皮："天，嘉嘉，你应该脱光衣服试试。"

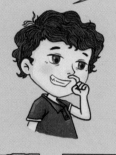

嘉嘉："行了吧，你先试下，我来测体温。"

孔墨庄叔叔说："人体的温度，来自人吃东西时得到的能量，这种能量通过后期身体的运动变为热能。而且，冬天温度降低后，身体会自然地发抖，发抖也是一种肌肉的运动，也会产生热能，可以保持身体的温暖。"

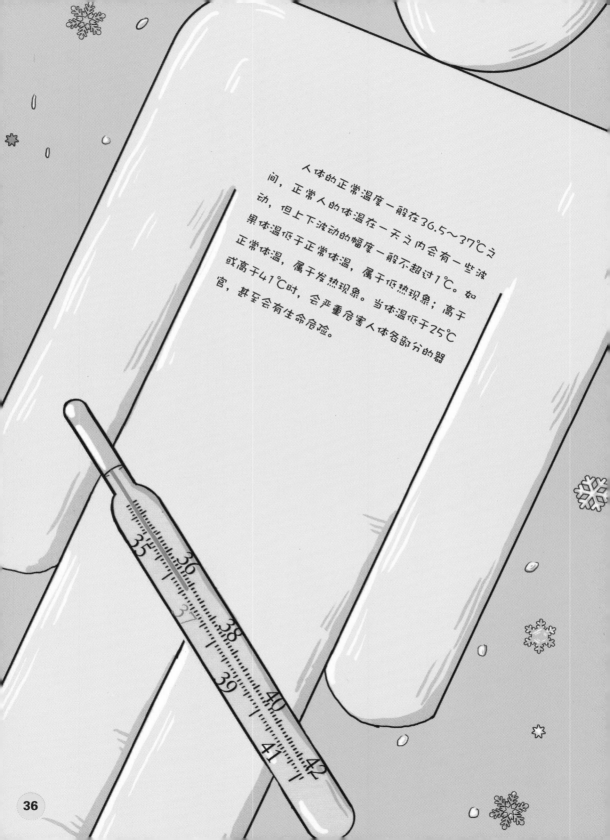

人体的正常温度一般在36.5～37℃之间，正常人的体温在一天之内会有一些波动，但上下波动的幅度一般不超过1℃。如果体温低于正常体温，属于低热现象；高于正常体温，属于发热现象。当体温低于25℃或高于41℃时，会严重危害人体各部分的器官，甚至会有生命危险。

健康的指示灯

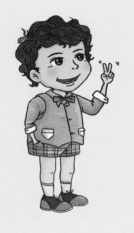

需要准备的材料：

☆ 一把尺子

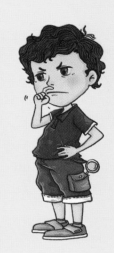

◎ **实验开始：**

1．邀请一名身体十分健康的同学和一名身体状况欠佳的同学；

2．用尺子测量两名同学指甲根部白色的甲半月的高度，记在纸上；

3．比较一下，看看两人甲半月的长度与他们的身体健康状况有什么联系？

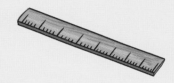

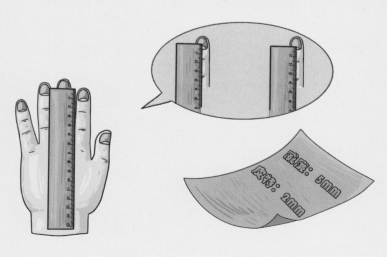

健康：5mm

疲惫：2mm

◎ 有趣的发现：

你会发现，身体十分健康的同学，甲半月要大些，高度要高些；而身体健康状况欠佳的同学，甲半月的高度很低，甚至有的手指上已经看不见甲半月了。

丹丹："这些半月形的甲半月难道能告诉我们自己的健康状况吗？"

皮皮：甲半月在哪里，我怎么没看到啊？

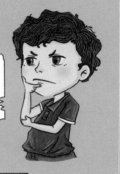

孔墨庄叔叔说："甲半月，就是指甲根部那些发白的半月形，又被人们称为'小太阳'。人体在健康的状态下，身体的各个部位的血液就会正常循环，指甲的甲床部位供血也会很充足，指甲得到了足够的营养，生长速度就会加快。新长出的指甲一般比旧指甲的颜色淡，它们不断地从指甲根部长出，就会在根部形成甲半月。因此并且指甲生长速度越快，甲半月所占的面积就越大。而如果身体状况欠佳的话，血液循环得就不好，指甲的甲床部位供血不足，指甲得不到足够的营养，生长的速度就慢，因此常常只能看到很少甚至看不到甲半月。"

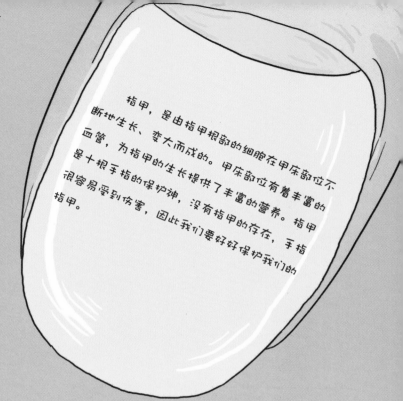

指甲，是由指甲根部的细胞在甲床部位不断地生长、变大而成的。甲床部位有着丰富的血管，为指甲的生长提供了丰富的营养。指甲是十根手指的保护神，没有指甲的存在，手指很容易受到伤害，因此我们要好好保护我们的指甲。

皮皮："我怎么没有月牙呢？"

孔墨庄叔叔："或许你身体的血液循环差吧！"

皮皮："像我这种热血少年怎么会差呢！"

嘉嘉："你哪是热血，分明是冷血！"

孔墨庄叔叔："哈哈……"

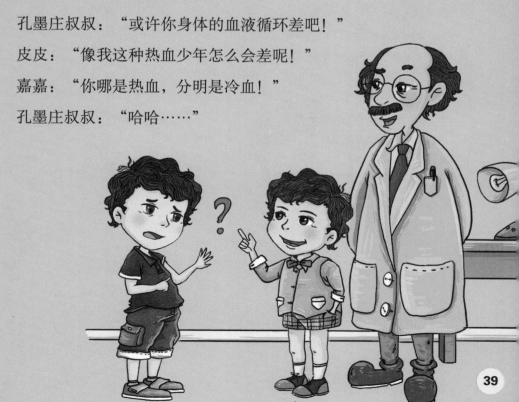

敏感的手

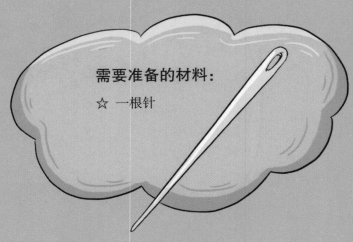

需要准备的材料：

☆ 一根针

◎ **实验开始**：

1. 用针轻轻地扎胳膊一下；

2. 再扎手指尖；

3. 体会一下这两个部位的感觉一样吗？

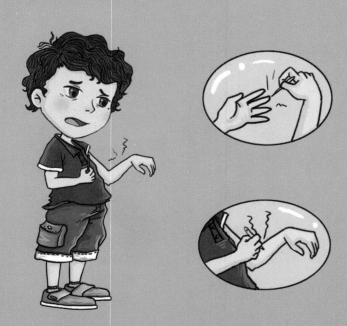

◎有趣的发现：

两个部位的感觉不一样。手指尖更疼一些。

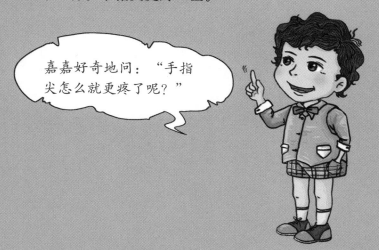

嘉嘉好奇地问："手指尖怎么就更疼了呢？"

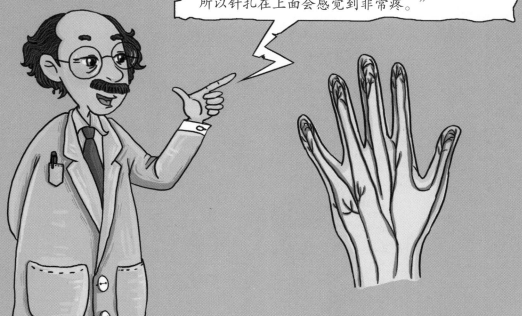

孔墨庄叔叔说："这是因为手指上面分布的神经组织要比胳膊上的更密集，当然对外界的刺激也就更敏感。而且，手指表面的皮肤也非常薄，神经组织会更直接地接触到外界的刺激，所以针扎在上面会感觉到非常疼。"

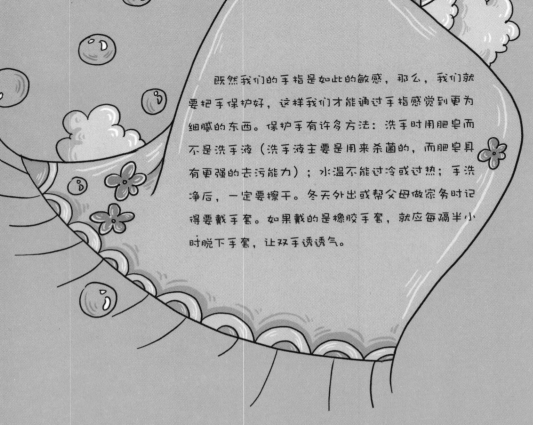

既然我们的手指是如此的敏感，那么，我们就要把手保护好，这样我们才能通过手指感觉到更为细腻的东西。保护手有许多方法：洗手时用肥皂而不是洗手液（洗手液主要是用来杀菌的，而肥皂具有更强的去污能力）；水温不能过冷或过热；手洗净后，一定要擦干。冬天外出或帮父母做家务时记得要戴手套。如果戴的是橡胶手套，就应每隔半小时脱下手套，让双手透透气。

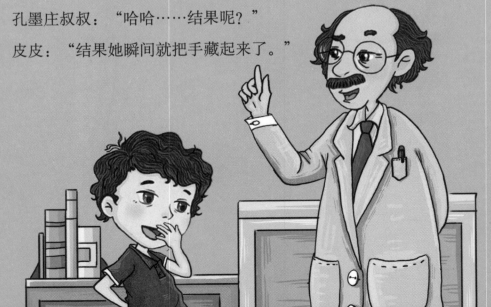

皮皮："我想我知道女同桌苏珊误解我的原因了！"

孔墨庄叔叔："怎么了？"

皮皮："上次我不小心碰了下她的手！"

孔墨庄叔叔："哈哈……结果呢？"

皮皮："结果她瞬间就把手藏起来了。"

会 "说谎" 的眼睛

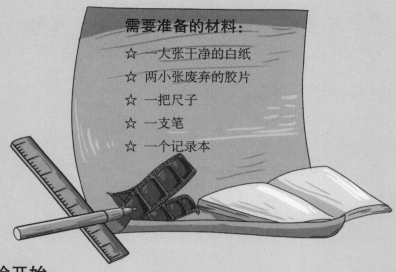

需要准备的材料：

☆ 一大张干净的白纸

☆ 两小张废弃的胶片

☆ 一把尺子

☆ 一支笔

☆ 一个记录本

◎实验开始：

1．将大白纸卷成一个直筒形状，握在手中；

2．太阳初升时，用右手将两张叠在一起的胶片堵在纸筒离眼睛最远的那一端；

3．通过纸筒观看太阳，并用左手卷紧纸筒，使纸筒的口径大小与看到的太阳的大小刚好吻合；

4．用尺子测量这个时候纸筒的直径，并记录在本子上，然后直接透过胶片直观察太阳的大小；

5．用同样的方法观察中午时太阳的大小，并将纸筒的直径同样记录在本子上，然后直接透过胶片观察太阳的大小；

6．再用同样的方法观察夕阳的大小，并将纸筒的直径同样记录在本子上，然后直接透过胶片观察太阳的大小；

7．比较三个时间段纸筒直径数据，与你直接观察到的太阳大小相吻合吗？

◎有趣的发现：

你会发现，用纸筒测量出的太阳大小在不同时间和不同的位置并没有变化，而直接观察到的太阳大小却是各不相同。

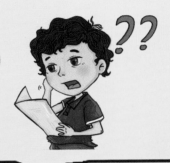

皮皮好奇地问："真够神奇的！为什么啊？"

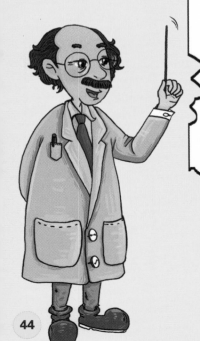

孔墨庄叔叔说："不同时间的太阳，在人眼视网膜上的投影大小都是一样的，只不过人脑因产生了距离错觉而做出了不同的判断。如果人脑觉得太阳距离较远，太阳就会显得比较大，反之则比较小。那么这种距离错觉是怎么产生的呢？人脑在不知道一个物体的距离时，会把它假定为大约200米远，并据此计算出它的大小。太阳初升时，因为有房屋、树木等作为参照物，会使人觉得太阳比较远，它的距离肯定是远远大于200米。当太阳升至高空中时，没有参照物供大脑计算距离，因此大脑就会很自然地把它假定为200米的距离。到了傍晚，有远处的山峦为太阳做参照物，人脑又会假设它的距离远多于200米。这导致人们用肉眼观察到的太阳，在早上、中午和傍晚等不同时段显得时大时小、各不相同了。

我们的眼睛在生活中常常会产生错觉，进而传递给我们大脑一些错误的信息。最常见的就是当我们乘坐在飞驰的列车上时，总是觉得铁轨两旁的树木在快速地向后倒退。其实树木并没有动，只是随着列车一起移动的我们，眼睛所能看到的其他参照物，如座位、桌子、车厢等，与自己相对而言都没有动，我们就会觉得只有树木在动。

皮皮："初升的太阳才大！"

孔墨庄叔叔："为什么？"

皮皮："因为它离我近！"

孔墨庄叔叔："哈哈，如果真离你近的话，你早就被烧成黑炭了。"

耳朵发热

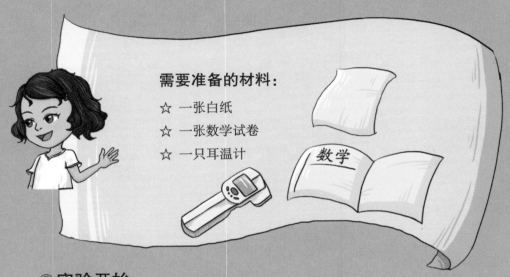

需要准备的材料：

☆ 一张白纸

☆ 一张数学试卷

☆ 一只耳温计

◎ **实验开始：**

1．测量自己的耳朵温度；

2．在白纸上画一幅空间感和色彩感很强的图画，快结束时，测量右侧耳朵的温度，与画画之前的耳朵温度作比较；

3．在规定的时间内完成数学试卷，接近尾声时测量左耳的温度，与答卷之前的耳朵温度作比较。

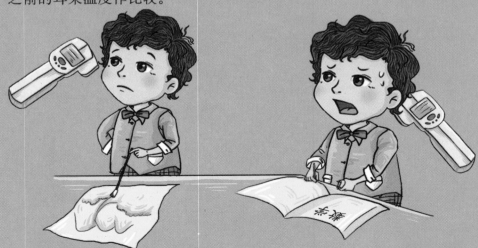

◎有趣的发现：

你会发现，不管是左侧的耳朵还是右侧的耳朵，其温度都比画画和答卷之前的温度有所上升。

36.8℃

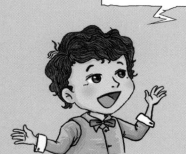

嘉嘉："耳朵的温度还有变化，挺有意思，呵呵！"

皮皮好奇地问："是因为什么造成的呢？"

孔墨庄叔叔说："这是因为人在用脑思考问题的时候，大脑需要的血液肯定要比平时多得多。大脑的血液是通过颈动脉来传输的，当血液通过颈动脉流进大脑时，同时也会进入到耳朵的内耳里，所以如果一个大脑半球的血液流量比较多的话，这一侧耳朵的温度也会升高。我们在构思图画时，主要使用的是主管感性思维的右脑，因此右边的耳朵温度会跟着升高；当我们做数学题时，主要使用的是掌管理性思维的左脑，因此左边的耳朵温度会跟着升高。"

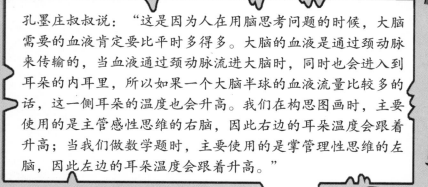

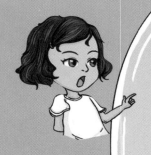

虽然耳朵发热代表我们在思考问题，但这种现象并不能够表明我们的用脑程度和专心程度。因为另一个科学研究表明，那些真正能在最短时间内把问题考虑清楚的人，他们的耳朵温度并没有升高多少。这是因为他们为了把问题解决掉，会先想办法让自己的心情平静下来。因为只有心情平静下来，才能让大脑更好地工作。所以，当我们再遇到问题时，要先让自己的心情平静下来。

皮皮："听说耳朵长的人长寿！"

孔墨庄叔叔："你认为那科学吗？"

皮皮："应该是不科学的，因为很多长寿老人的耳朵也没什么特别的！"

孔墨庄叔叔："人们要想长寿，关键是要有健康科学的生活方式。"

皮皮："以后我要经常锻炼身体，多吃蔬菜和水果！"

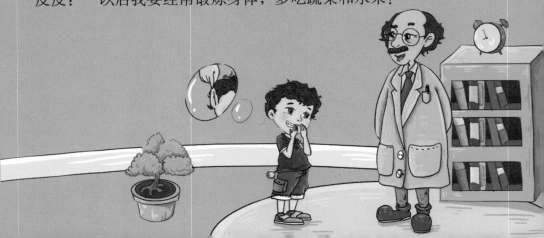

你能转几圈

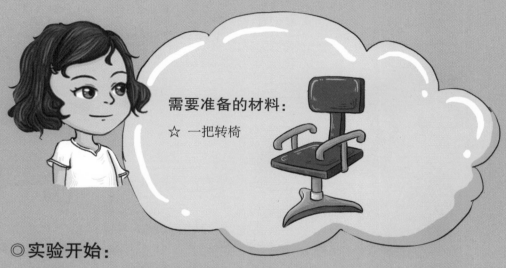

需要准备的材料:

☆ 一把转椅

◎ **实验开始:**

1. 低头俯身,把手撑在椅子扶手上;

2. 挪动脚步绕椅子快速旋转;

3. 看你能转几圈?

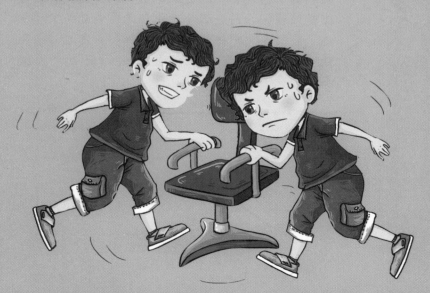

◎ 有趣的发现：

你会发现，转着转着就开始头晕眼花，两脚发麻，感觉要摔倒了。

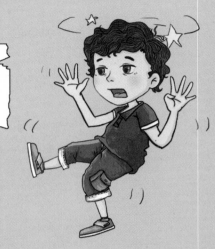

皮皮好奇地问："为什么会这样呢？我发现电视里有些人怎么转都不晕的，为什么我却不行呢？"

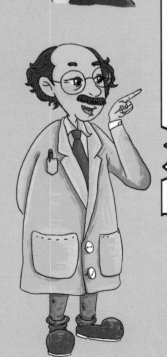

孔墨庄叔叔说："转圈不倒的关键，在于前庭功能异于常人。前庭器官就在耳蜗的外面，它是维持人体平衡功能的重要器官。前庭随时随地都在察觉人体的位置，比如公共汽车突然刹车的时候，车内站立的人往往会向前倾，但是很快会控制自己的身体，不会倾倒下去。转圈眩晕实际上是因为人的前庭正处于一种比较紊乱的工作状态。受过专业训练的人能够获得一种高超的平衡能力，就在于其前庭适应变化的能力大大提高了。"

N

W

　　在人体赖以判断方向和维持自身平衡的器官中，以内耳最为重要，前庭器官就包括在内耳中。人体要想调节和管理平衡反应，就必须通过前庭神经将外界的刺激信号传到大脑皮层。当我们乘车坐船时，由于振动和晃动等刺激，使得内耳中的前庭器官失去方向感和平衡感，出现神经功能紊乱，因此才会引起眩晕等晕车症状。我们因转圈而眩晕同样也是这个道理。这是正常的生理现象。

E

S

皮皮："昨天我梦见超人了！"

孔墨庄叔叔："你昨天椅子转多了吧！"

皮皮："……"

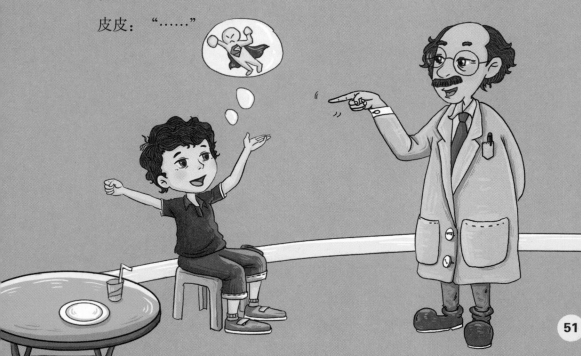

51

快乐的心情

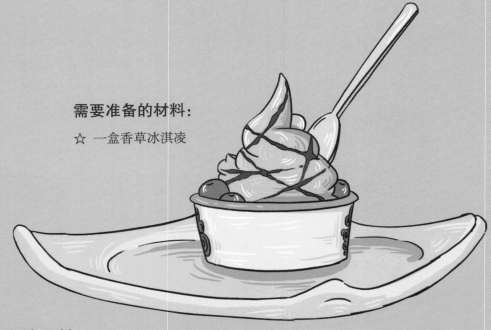

需要准备的材料:

☆ 一盒香草冰淇凌

◎**实验开始:**

心情不好的时候，品尝冰淇凌，看情绪有何变化?

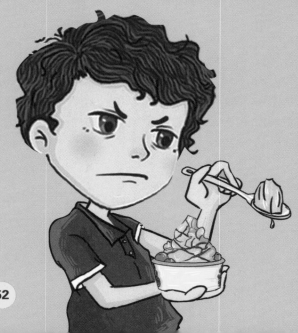

◎有趣的发现:

你会发现,情绪不好的时候,品尝香草冰淇凌可以让你的感觉好起来。

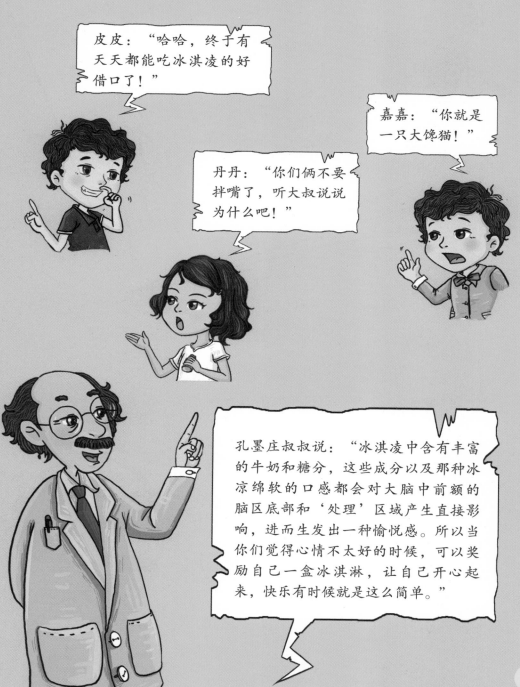

皮皮:"哈哈,终于有天天都能吃冰淇凌的好借口了!"

嘉嘉:"你就是一只大馋猫!"

丹丹:"你们俩不要拌嘴了,听大叔说说为什么吧!"

孔墨庄叔叔说:"冰淇凌中含有丰富的牛奶和糖分,这些成分以及那种冰凉绵软的口感都会对大脑中前额的脑区底部和'处理'区域产生直接影响,进而生发出一种愉悦感。所以当你们觉得心情不太好的时候,可以奖励自己一盒冰淇淋,让自己开心起来,快乐有时候就是这么简单。"

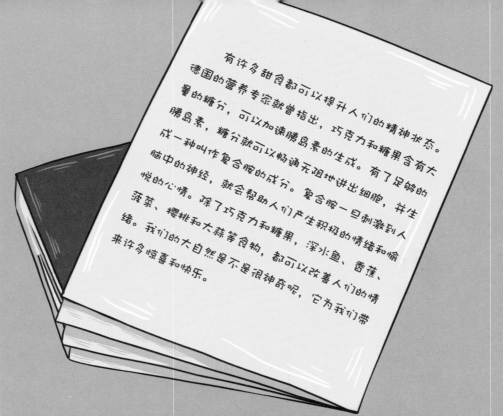

有许多甜食都可以提升人们的精神状态。德国的营养专家就曾指出，巧克力和糖果含有大量的糖分，可以加速胰岛素的生成。有了足够的胰岛素，糖分就可以畅通无阻地进出细胞，并生成一种叫作复合腔的成分。复合腔一旦刺激到人脑中的神经，就会帮助人们产生积极的情绪和愉悦的心情。除了巧克力和糖果，深水鱼、香蕉、菠菜、樱桃和大蒜等食物，都可以改善人们的情绪。我们的大自然是不是很神奇呢，它为我们带来许多惊喜和快乐。

皮皮："我想我知道女同桌苏珊喜欢和我在一起的道理了！"

孔墨庄叔叔："喔？为什么？"

皮皮："因为我总是给她买冰淇凌吃。"

孔墨庄叔叔："那等她生气的时候可就没办法了。"

皮皮："我会给她买大桶的！"

孔墨庄叔叔："哈哈……"

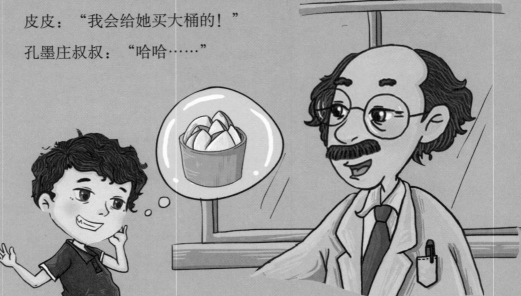

你会口渴吗

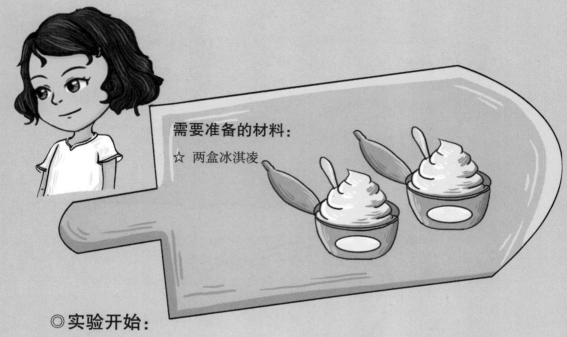

需要准备的材料：

☆ 两盒冰淇凌

◎实验开始：

1．当你口渴时，吃完一盒冰淇凌；

2．过10分钟，感觉自己是否更加口渴了；

3．如果是的话，再继续吃一盒，然后感觉怎么样？

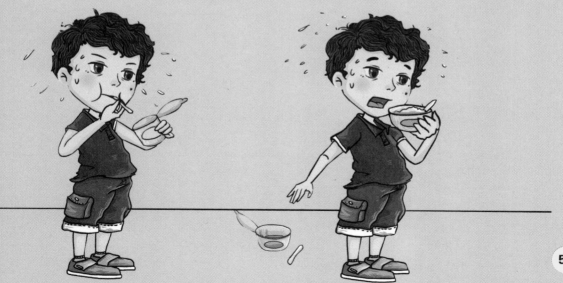

◎有趣的发现：

你会发现，吃完冰淇凌比吃冰淇凌之前更加口渴了。

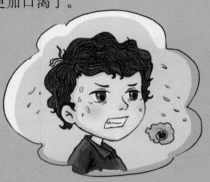

皮皮好奇地问："为什么会这样呢？"

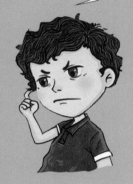

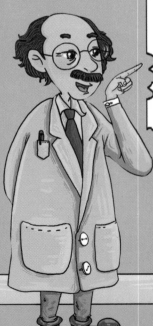

孔墨庄叔叔说："冰淇淋的主要成分是油脂和糖，这些东西吃下去后，会刺激解脂酶和解糖酶产生，而引发糖解作用，人们就会感到口渴。再加上冰淇淋中含有很多糖和脂肪，因此，吃冰淇凌只是当时会觉得凉爽，但几分钟过后，胃肠道温度复升，便会感到口渴，所以越吃就会越渴。如果喝水的话，就不会出现这种现象了，所以喝水最能解渴了。"

在我们的周围有很多人不爱喝水或者是没有养成按时喝水的习惯，这对我们的身体损害非常大。而且，大家要记住一点，千万不要等到口渴的时候再喝水，因为那代表身体已经处于缺水状态很长一段时间了，即使喝了水，也无法弥补长时间缺水造成的伤害。所以，我们一定要养成按时喝水的习惯。

嘉嘉："哈哈……"

孔墨庄叔叔："你笑什么？"

嘉嘉："这个狂吃冰淇凌的实验，对于我这种酷爱冰淇凌的人来说，简直是个好事。"

孔墨庄叔叔："唉，你真是无药可救了。"

你怕痒吗

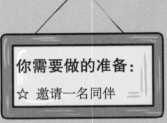

你需要做的准备：

☆ 邀请一名同伴

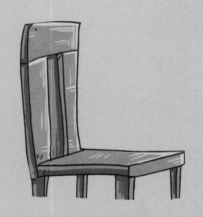

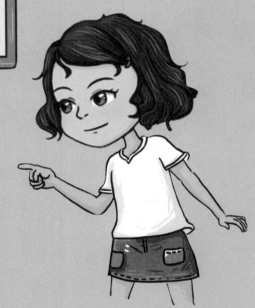

◎ 实验开始：

1. 同伴和你各自挠自己的胳肢窝，看看是否会痒；

2. 再挠彼此的胳肢窝，看看是否会痒。

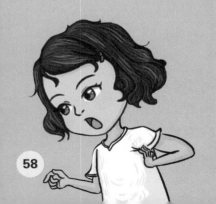

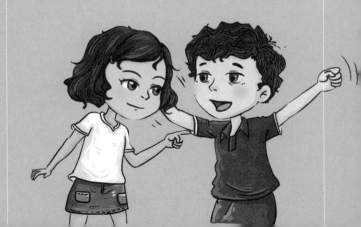

◎有趣的发现：

你会发现，人挠自己的胳肢窝不觉得痒，而被别人挠则会痒得受不了。

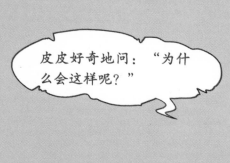

皮皮好奇地问："为什么会这样呢？"

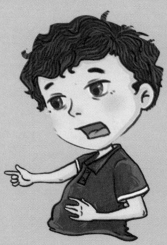

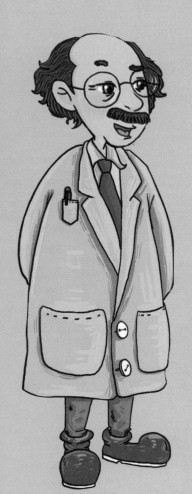

孔墨庄叔叔说："痒其实是我们对皮肤反应的一种防卫机制，也是一种应激反射。皮肤上怕痒的部位一般都是人的要害部位且神经分布密集，比如腋窝和脚心。这些敏感部位如果被外物碰到，你就会察觉到潜在的威胁，感觉到痒，就是身体告诉你，应该躲避这种威胁。自己的手当然对自己没有任何威胁了，自然也就不会痒了。"

早在我们的祖先进化为现代人类时，就已经有痒这种感觉了。原始人类为了能在恶劣的自然环境中生存，并且能够躲过野兽的侵袭，逐渐形成了能够对外界事物做出快速反应的肌体系统，其中便包括痒。痒反应良好的人最终成为了大自然优胜劣汰中的幸存者，而痒反射差的人逐渐在竞争中被淘汰了。当然，对于现代人来说，有无痒感已经不再那么重要了。

嘉嘉："哈哈！"

孔墨庄叔叔："高兴什么？"

皮皮："我想他是在自己身上找到值得得意一下的地方了。"

孔墨庄叔叔："说来听听！"

皮皮："很简单，他最怕痒痒了，现在一定在那得意着自己是进化过程中的幸存者呢！"

孔墨庄叔叔："哈哈……"

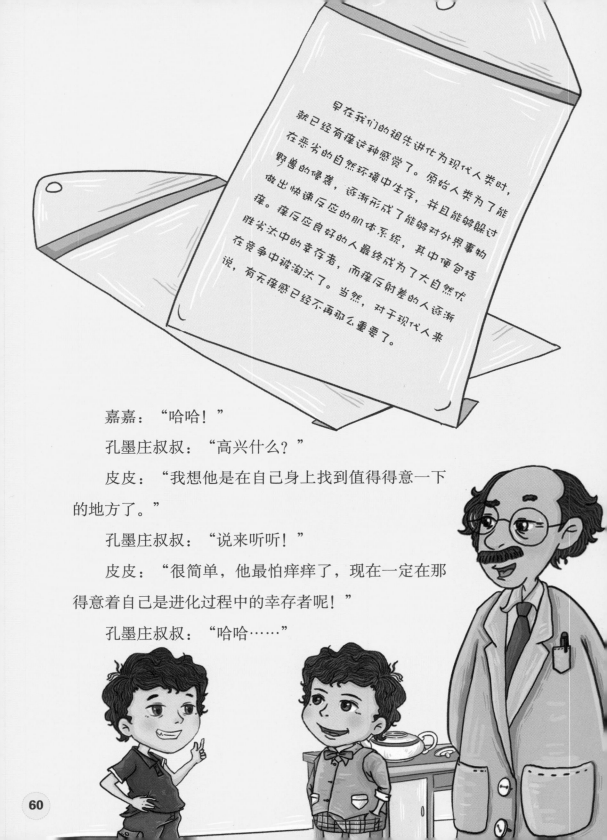

膝跳反射

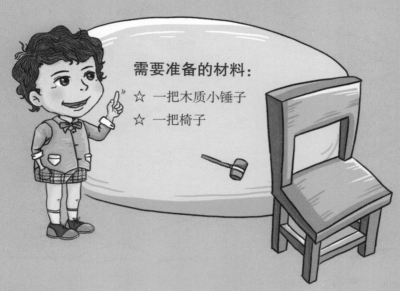

需要准备的材料：

☆ 一把木质小锤子

☆ 一把椅子

◎ **实验开始：**

1．坐在椅子上，一条腿着地，另一条腿自然地搭在这条腿上；

2．找一名同伴，让同伴用小锤子轻击你膝盖下方的韧带；

3．看看腿有什么反应。

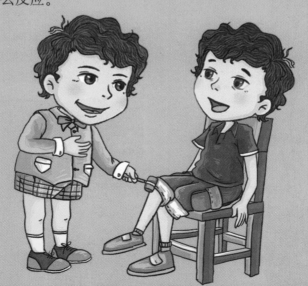

◎有趣的发现：

在膝半屈和小腿自由下垂时，轻快地叩击膝部，你发现小腿会做出急速前踢的反应。

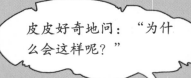

皮皮好奇地问："为什么会这样呢？"

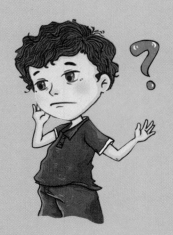

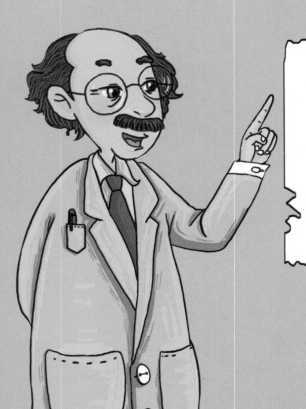

孔墨庄叔叔说："从人类进化的角度来看，膝跳反射是人直立行走后形成的一种抗重力反射。这种反射的存在是为了维持人的直立状态，因为人在直立的时候股四头肌是收缩的，如果被拉伸的话，就意味着膝关节要发生弯曲，所以必须进行反射性的收缩，来维持直立的姿势。"

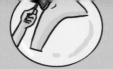
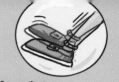
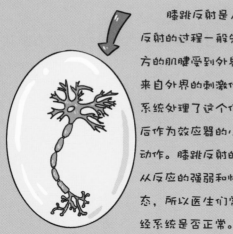

膝跳反射是人体所有反射中最简单的一种反射。膝跳反射的过程一般先从作为感受器的膝盖开始，当膝关节下方的肌腱受到外界的叩击时，会快速地牵拉肌肉，然后把来自外界的刺激传给神经，再由神经传给中枢系统，中枢系统处理了这个信号之后会立即向回传神经发送指令，然后作为效应器的小腿在接到指令后，会按指令做出踢起的动作。膝跳反射的强弱一般受中枢神经系统的直接影响，从反应的强弱和快慢中，可以看出中枢神经系统的功能状态，所以医生们常用膝跳反射来检查病人的中枢神经系统是否正常。

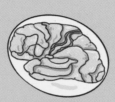

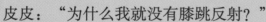

皮皮："为什么我就没有膝跳反射？"

孔墨庄叔叔："看来你的中枢神经出问题了！"

皮皮："啊……不会吧，那会不会很严重呢？"

孔墨庄叔叔："这个嘛……还需要进一步的医学检查才能下定论。"

皮皮："啊……"

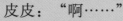
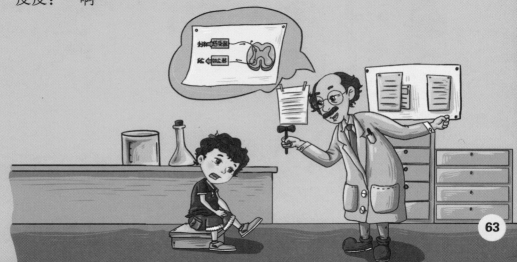

眨眼的秘密

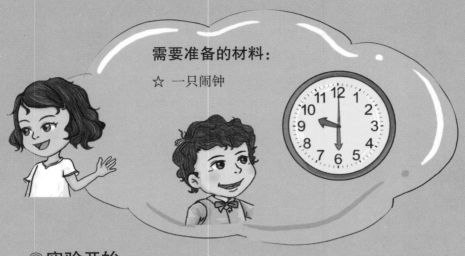

需要准备的材料：

☆ 一只闹钟

◎ 实验开始：

1．找一名同伴，让同伴设置闹铃，计时1分钟；

2．让同伴观察你1分钟内的眨眼次数；

3．努力不眨眼，看会出现什么情况？

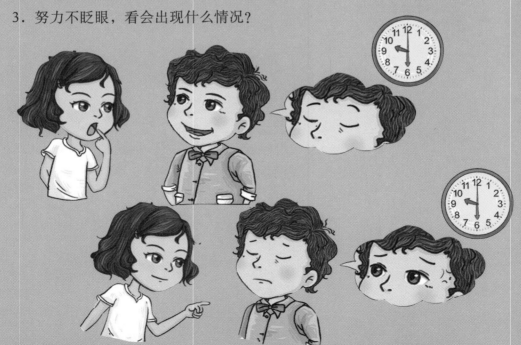

◎有趣的发现：

你会发现，正常情况下平均每分钟要眨眼十几次。如果努力不眨眼，则会感觉到眼睛酸涩、人困倦。

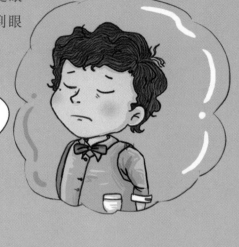

皮皮："好像是这样啊！"

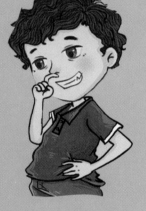

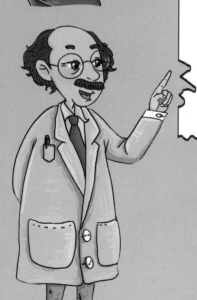

孔墨庄叔叔说："正常的眨眼对眼睛有很多好处：首先，它可以清洁和湿润眼球；其次，可以保护眼睛，当有外界事物接近眼睛的时候，眼皮会自然眨动保护眼睛，这就挡住了外界事物对眼睛的伤害；第三，当感到眼睛疲劳时，眨动几下，就会觉得特别舒服，这是因为眨眼睛的瞬间，光线就会中止，眼睛能得到短暂的休息。"

辨别一个人是否说谎，看他的眨眼频率是否下降就知道了。因为一个人越想掩饰自己正在撒谎，就越想使自己看上去不留一丝痕迹，所以眼睛眨动的频率就会很慢，怪不得人们都讽刺说谎的人是"睁着眼说瞎话"。然而只要谎话一说出口，说谎者就会感到不安和焦虑，在这种情绪的操控下，他又会不受控制地快速眨动眼睛。因此，一个人说谎的典型标志之一就是以先慢后快的频率眨动眼睛。

但是频频眨眼可不代表就一定是在说谎，有的人是不小心养成了这个坏习惯，更多的是因为眼睛里有了炎症。因此如果我们频繁地眨眼，无法控制，最好是及早去医院看看医生。只要及时得到恰当的治疗和纠正，一定会摆脱这个毛病的。

皮皮："哈哈！"

孔墨庄叔叔："你笑什么？"

皮皮："博士说谎从来不眨眼。"

孔墨庄叔叔：那是因为我说的都不是谎话啊！

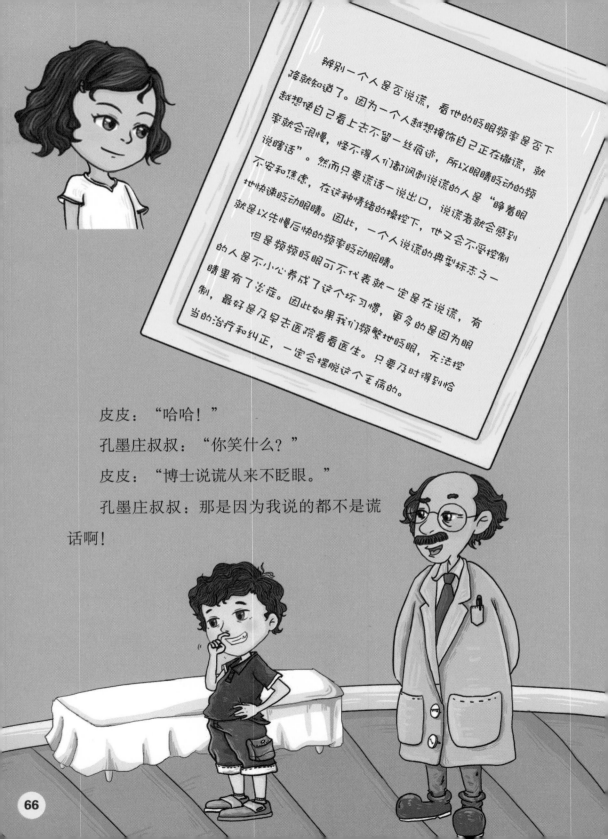

会变的身高

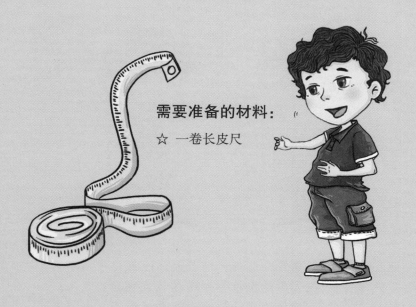

需要准备的材料：

☆ 一卷长皮尺

◎ **实验开始：**

1．早晨用皮尺测量自己的身高；

2．晚上再测量一次；

3．比较两次结果，发现了什么？

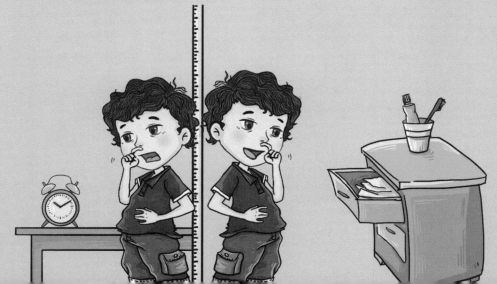

◎有趣的发现：

你会发现，早晨身高要比晚上的身高高1厘米左右。

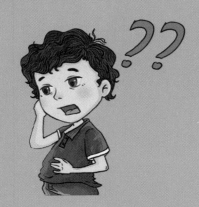

皮皮好奇地问："为什么会这样呢？早晚身高真的会变吗？"

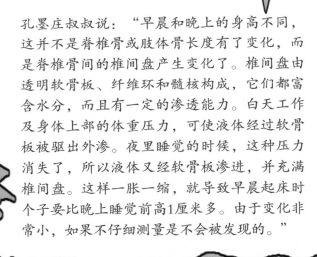

孔墨庄叔叔说："早晨和晚上的身高不同，这并不是脊椎骨或肢体骨长度有了变化，而是脊椎骨间的椎间盘产生变化了。椎间盘由透明软骨板、纤维环和髓核构成，它们都富含水分，而且有一定的渗透能力。白天工作及身体上部的体重压力，可使液体经过软骨板被驱出外渗。夜里睡觉的时候，这种压力消失了，所以液体又经软骨板渗进，并充满椎间盘。这样一胀一缩，就导致早晨起床时个子要比晚上睡觉前高1厘米多。由于变化非常小，如果不仔细测量是不会被发现的。"

如果我们要想长得比父母或同龄人高，有几点必须做到。首先是营养，我们一日三餐的营养一定要均衡，同时要多补充维生素。其次是锻炼和睡眠，因为高强度的锻炼和充足的睡眠能增加体内的生长激素，而生长激素又能够控制骨细胞的增殖。只要我们拥有了足够的生长激素，就不愁个子长不高了。

皮皮："我听说高个子妈妈生的孩子都矮不了！"

孔墨庄叔叔："但是高个子的妈妈毕竟不多。"

皮皮："所以嘛，我希望那些高个子的妈妈多生孩子！"

孔墨庄叔叔："为什么？"

皮皮："这样许多年后我们的国家就变成巨人国了！"

孔墨庄叔叔："哈哈……"

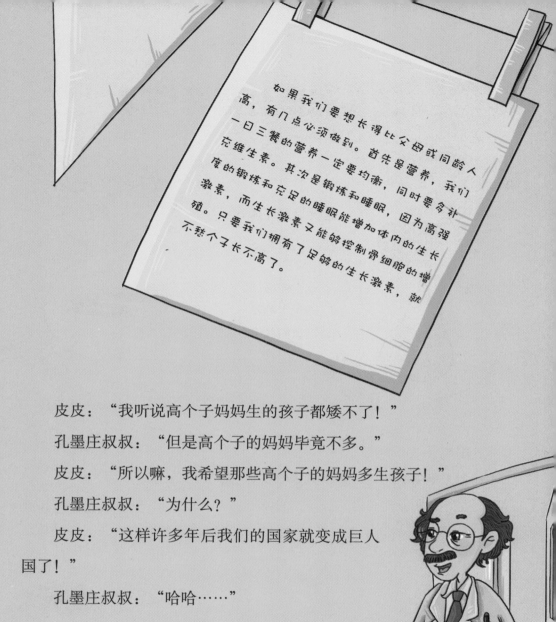

舌头无法分辨味道了

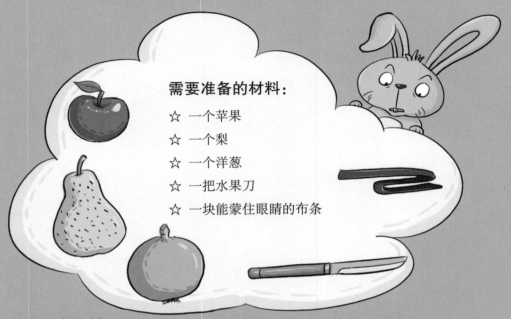

需要准备的材料：

☆ 一个苹果

☆ 一个梨

☆ 一个洋葱

☆ 一把水果刀

☆ 一块能蒙住眼睛的布条

◎ **实验开始：**

1．用水果刀将苹果、梨和洋葱切成大小相等的小片；

2．用布条将眼睛蒙上，捏住你的鼻子；

3．让你的同伴分别将苹果片、梨片和洋葱片放到你的舌头中间部位，千万不要嚼，让舌头去分辨它们的味道。

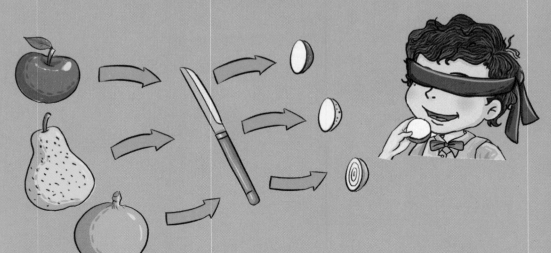

◎有趣的发现：

你会发现，你几乎无法用舌头分辨出它们的味道。

皮皮好奇地问："咦？好奇怪呀！孔墨庄叔叔，为什么会这样呢？"

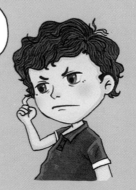

孔墨庄叔叔说："这是因为舌头上有很多辨别味道的味蕾，散布在舌头的表面，但是舌头中间部位分布的味蕾要比其他部位的少得多。而且，我们平时在品尝某种东西的味道时，一般都是气味、口感等结合，现在眼睛被蒙上、鼻子被捏住了，也就是视觉和嗅觉都被抑制了。正因为这两个原因，所以舌头对食物的味道就不敏感了。"

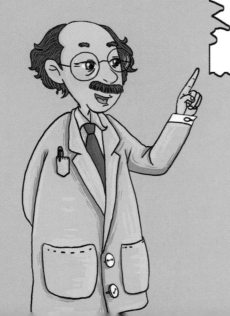

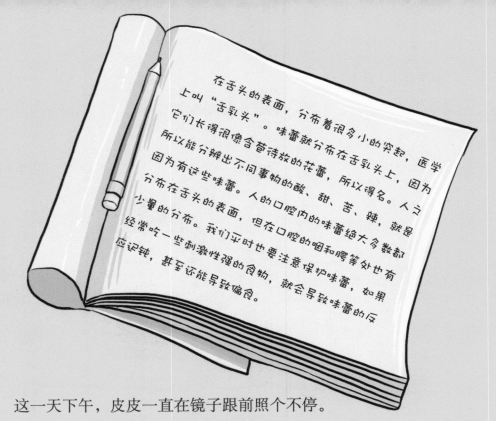

在舌头的表面，分布着很多小的突起，医学上叫"舌乳头"。味蕾就分布在舌乳头上，因为它们长得很像含苞待放的花蕾，所以得名。人之所以能分辨出不同事物的酸、甜、苦、辣，就是因为有这些味蕾。人的口腔内的味蕾绝大多数都分布在舌头的表面，但在口腔的咽和腭等处也有少量的分布。我们平时也要注意保护味蕾，如果经常吃一些刺激性强的食物，就会导致味蕾的反应迟钝，甚至还能导致偏食。

这一天下午，皮皮一直在镜子跟前照个不停。

妈妈："皮皮，你哪里受伤了吗？怎么一直在照镜子呢？"

皮皮："我在看我舌头上的味蕾呢！但我照了半天也没看到那些长得像花蕾一样的东西……看来，我还得去找孔墨庄叔叔问问清楚！"

妈妈："……"

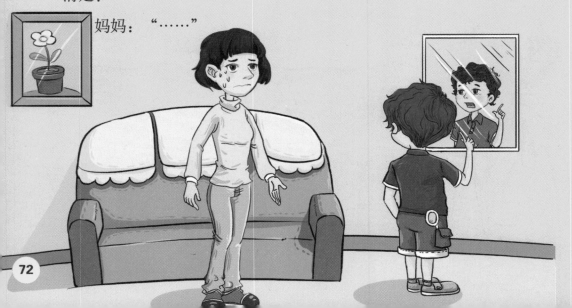

望梅止渴

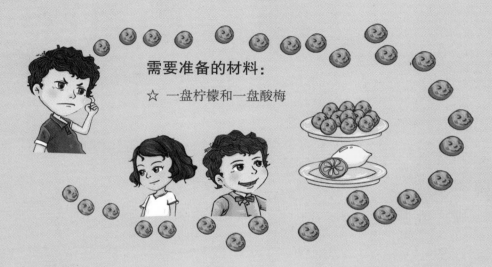

需要准备的材料：

☆ 一盘柠檬和一盘酸梅

◎实验开始：

1. 把盛有柠檬和酸梅的盘子放在桌子上；

2. 等待同伴们进门后发现以上物品，然后观察同伴们的表情。

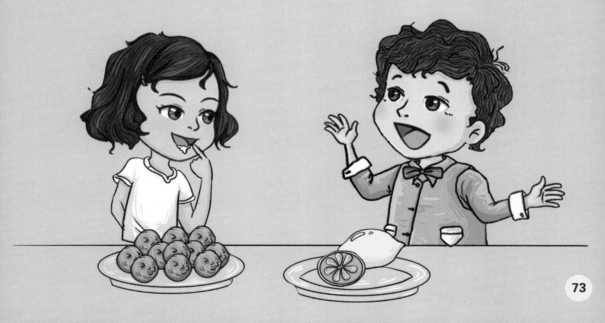

◎ 有趣的发现：

你会发现，同伴们在看到柠檬和酸梅后会有咽口水的动作。

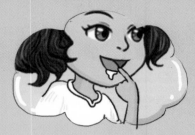
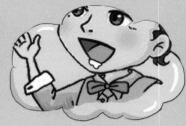

皮皮好奇地问："为什么会这样呢？"

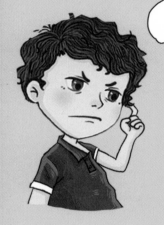

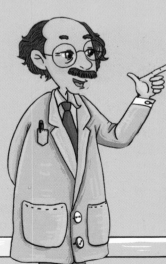

孔墨庄叔叔说："我们看到柠檬和酸梅会情不自禁地流口水这种现象，是一种条件反射，其中起关键作用的是神经。为什么呢？大家都知道柠檬和梅子是很酸的食物，我们知道它们是酸的，是因为过去自己亲自品尝过它们。所以，即使不吃，看一眼也会觉得它们很酸，从而不自觉地流出口水来。这种条件反射现象是动物在长期生活过程中，为了适应环境变化而形成的。"

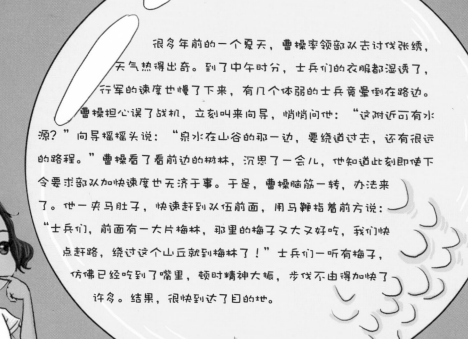

很多年前的一个夏天，曹操率领部队去讨伐张绣，天气热得出奇。到了中午时分，士兵们的衣服都湿透了，行军的速度也慢了下来，有几个体弱的士兵竟晕倒在路边。

曹操担心误了战机，立刻叫来向导，悄悄问他："这附近可有水源？"向导摇摇头说："泉水在山谷的那一边，要绕道过去，还有很远的路程。"曹操看了看前边的树林，沉思了一会儿，他知道此刻即使下令要求部队加快速度也无济于事。于是，曹操脑筋一转，办法来了。他一夹马肚子，快速赶到队伍前面，用马鞭指着前方说："士兵们，前面有一大片梅林，那里的梅子又大又好吃，我们快点赶路，绕过这个山丘就到梅林了！"士兵们一听有梅子，仿佛已经吃到了嘴里，顿时精神大振，步伐不由得加快了许多。结果，很快到达了目的地。

皮皮："我怎么看见酸梅和柠檬都没反应？"

孔墨庄叔叔："因为你不够渴。"

皮皮："不对！那是因为我根本就不喜欢它们！"

孔墨庄叔叔："……"

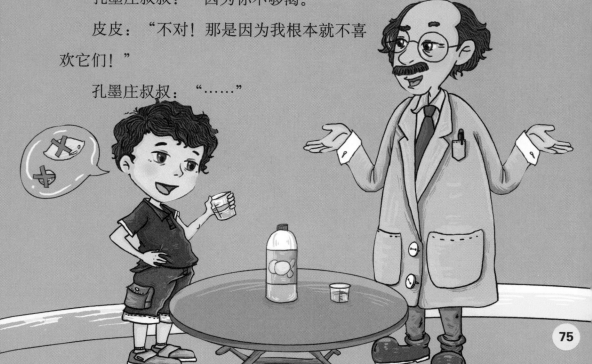

牙齿的形状

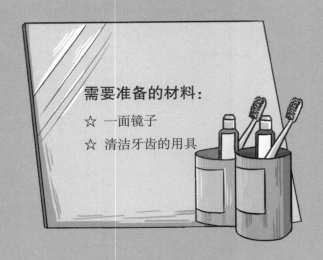

需要准备的材料：

☆ 一面镜子

☆ 清洁牙齿的用具

◎实验开始：

1. 清洁自己的牙齿；

2. 在镜子中观察自己的牙齿。

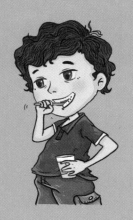

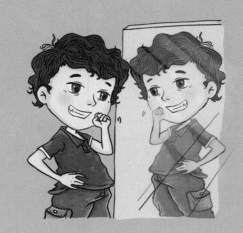

◎有趣的发现：

你会发现，牙齿的形状各有不同，有单薄的切牙，也有厚实的臼齿。

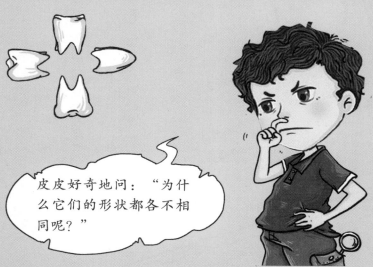

皮皮好奇地问："为什么它们的形状都各不相同呢？"

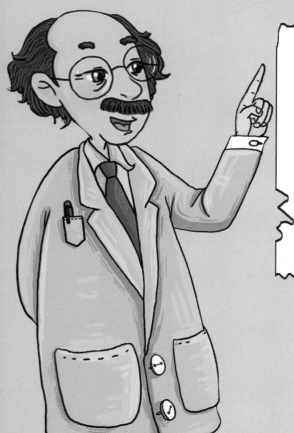

孔墨庄叔叔说："当我们开口笑的时候，就会露出两排洁白的牙齿。但仔细观察它们，就会发现它们的形状各不相同。为什么牙齿会长成不同形状呢？因为我们人类是杂食性的动物，既吃植物的根茎叶，也吃动物的肉，这就需要有各种不同形状的牙齿：切牙，像一把菜刀，帮忙切断食物；尖牙，像一个尖钩，帮忙撕碎食物；臼齿，像石磨一样，把食物嚼碎磨烂。"

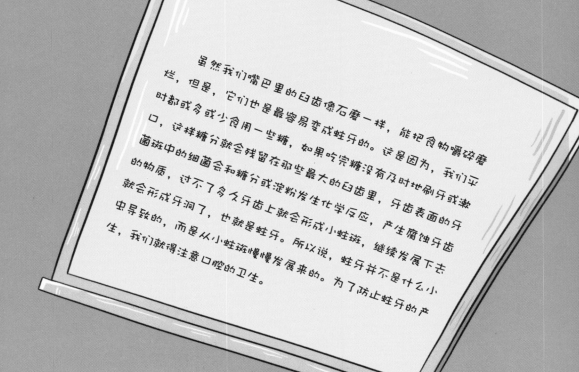

虽然我们嘴巴里的臼齿像石磨一样，能把食物嚼碎磨烂，但是，它们也是最容易变成蛀牙的。这是因为，我们平时都或多或少食用一些糖，如果吃完糖没有及时地刷牙或漱口，这样糖分就会残留在那些最大的臼齿里，牙齿表面的牙菌斑中的细菌会和糖分或淀粉发生化学反应，产生腐蚀牙齿的物质，过不了多久牙齿上就会形成小蛀斑，继续发展下去就会形成牙洞了，也就是蛀牙。所以说，蛀牙并不是什么小虫导致的，而是从小蛀斑慢慢发展来的。为了防止蛀牙的产生，我们就得注意口腔的卫生。

皮皮："我有两颗龋齿。"

孔墨庄叔叔："那还不赶紧去治疗？"

皮皮："不，我要留着！我要让人们知道我的爸爸妈妈是多么不负责任！"

孔墨庄叔叔："怎么回事？"

皮皮："他们就不应该让我吃那么多的糖！"

孔墨庄叔叔："我觉得你更应该反思自己吃完糖总偷偷躲避刷牙和漱口吧！"

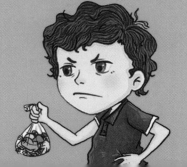
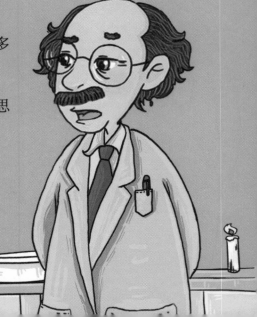

犯困的秘密

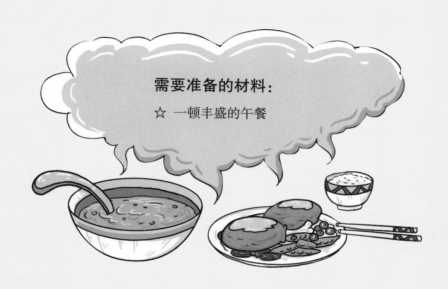

需要准备的材料：

☆ 一顿丰盛的午餐

◎ **实验开始：**

1. 吃一顿午餐，一定要吃饱；

2. 坐一会儿，发现自己身体有什么感觉？

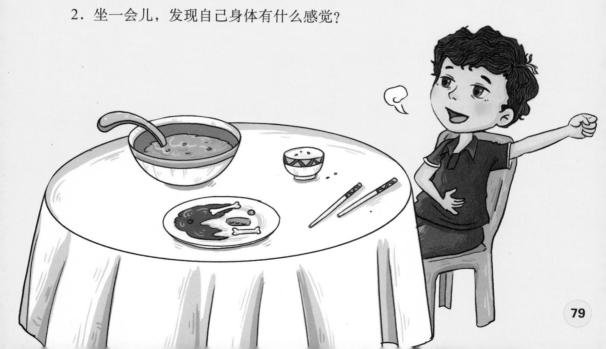

◎有趣的发现：

你会发现，午餐吃饱后，不一会儿身体就开始有些疲倦，非常困，想睡觉。

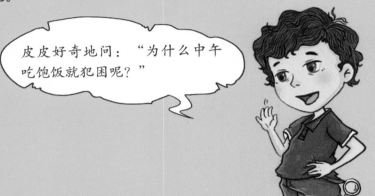

皮皮好奇地问："为什么中午吃饱饭就犯困呢？"

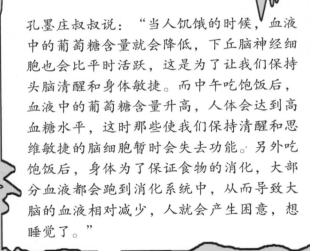

孔墨庄叔叔说："当人饥饿的时候，血液中的葡萄糖含量就会降低，下丘脑神经细胞也会比平时活跃，这是为了让我们保持头脑清醒和身体敏捷。而中午吃饱饭后，血液中的葡萄糖含量升高，人体会达到高血糖水平，这时那些使我们保持清醒和思维敏捷的脑细胞暂时会失去功能。另外吃饱饭后，身体为了保证食物的消化，大部分血液都会跑到消化系统中，从而导致大脑的血液相对减少，人就会产生困意，想睡觉了。"

从营养的角度来看，"早餐要吃好，午餐要吃饱，晚餐要少吃"的说法是有一定科学依据的。早餐和午餐占去全天热能的近三分之二，午餐的碳水化合物要足够，这样才能提供脑力劳动所需要的糖分。碳水化合物主要来自谷类，因此午餐最好选择淀粉含量高的谷类，如米饭、面条等；避免食用含蔗糖较多的食物，甜食、饮料等容易引起肥胖，不宜作为主食。除了选择谷类，午餐中若有粗粮就更好了，这样下午的血糖会更稳定，释放缓慢，使大脑中的糖来源更持久。粗粮可选择玉米、红薯等。晚上人的运动量不大，能量没什么损耗，加上晚餐离睡觉的时间短，吃多了不容易消化，会积在胃里，所以晚上要吃一点容易消化的食物。因此，大家不吃早餐、贪吃零食的做法对身体是有害的。

皮皮："我讨厌在午餐时把肚子填饱。"

孔墨庄叔叔："为什么？"

皮皮："因为吃饱了以后太困了！"

孔墨庄叔叔："那就睡觉啊！"

皮皮："我还想玩游戏呢！"

孔墨庄叔叔："玩游戏要有节制，不能耽误正常的学习和休息！"

两个鼻孔

需要准备的材料：

☆ 一面镜子

☆ 一盒干净的卫生棉球

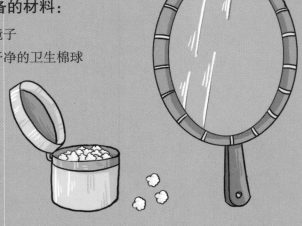

◎ 实验开始：

1. 在镜子里观察自己的鼻孔；

2. 用卫生棉球塞住其中一个鼻孔，十几分钟之后，看身体有什么感觉。

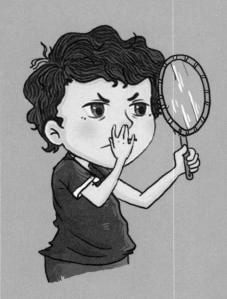

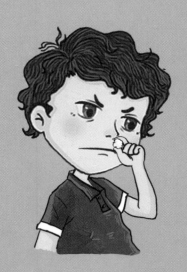

◎有趣的发现：

你会发现，当用卫生棉球塞住一个鼻孔十几分钟后，胸部有一点闷闷的感觉，呼吸不是特别顺畅。

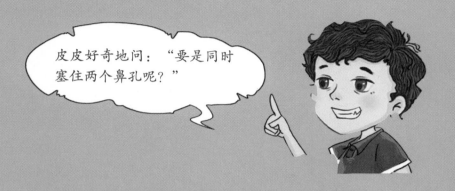

皮皮好奇地问："要是同时塞住两个鼻孔呢？"

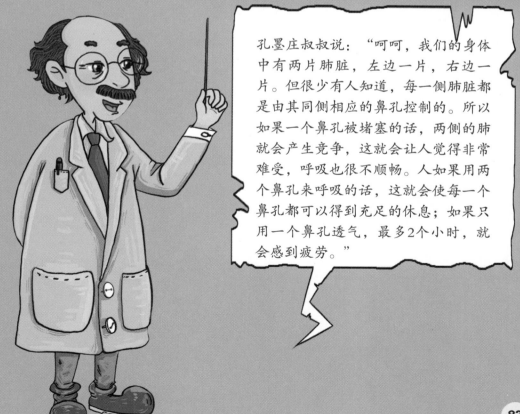

孔墨庄叔叔说："呵呵，我们的身体中有两片肺脏，左边一片，右边一片。但很少有人知道，每一侧肺脏都是由其同侧相应的鼻孔控制的。所以如果一个鼻孔被堵塞的话，两侧的肺就会产生竞争，这就会让人觉得非常难受，呼吸也很不顺畅。人如果用两个鼻孔来呼吸的话，这就会使每一个鼻孔都可以得到充足的休息；如果只用一个鼻孔透气，最多2个小时，就会感到疲劳。"

鼻子在为人体供氧的过程中，具有很重要的作用。鼻子不仅是氧气进入人体内部的"交通要道"，同时它还负责排放出体内的二氧化碳，因此鼻子是我们身体上一个不可缺少的器官。当我们在夜间睡眠时，用两个鼻孔呼吸可以保持通气顺畅，保证睡眠质量。处于睡眠状态的人体对氧气的需求量不是很大，即使我们因睡眠姿势不恰当而导致一个鼻孔暂时不通，只用另一个鼻孔呼吸也不会造成呼吸不畅。但是如果需要长时间的睡眠，最好还是保持一个正确的睡姿。一般而言，右侧卧就是一种比较科学的睡姿。

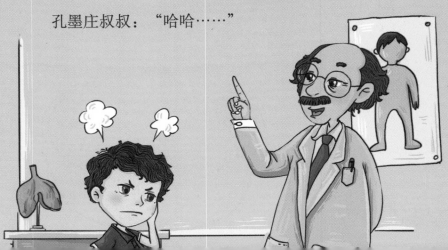

皮皮："我总是鼻子不通气！"

孔墨庄叔叔："说不定是你爱生气造成的。"

皮皮："难道鼻子就不知道我需要更多的氧气吗？！"

孔墨庄叔叔："要那么多氧气干什么？"

皮皮："因为一个生气的人需要更多的气！"

孔墨庄叔叔："哈哈……"

变皱的皮肤

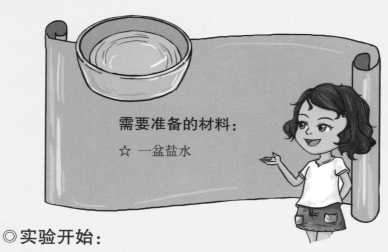

需要准备的材料：

☆ 一盆盐水

◎ **实验开始：**

1. 在家里洗十分钟的澡；

2. 洗完后擦干身体；

3. 观察自己身体的各处皮肤，看有什么变化；

4. 将双手放在盐水中，泡五分钟后，看有什么变化。

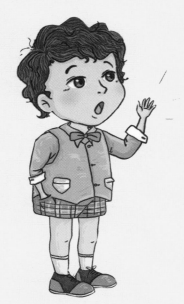

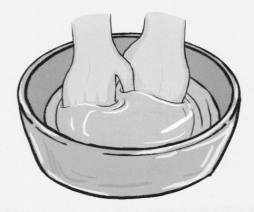

◎有趣的发现：

洗完澡后发现自己的手掌、脚掌上的皮肤皱皱的，表面上有凹有凸，手、脚的掌趾部位，是全身表皮层最厚的地方，产生褶皱的现象很明显。而其他部位的皮肤，如脸、胸、手臂等处，因为皮肤较薄就不会这样。把手放在盐水中泡五分钟后，发现手掌的皮肤开始收紧，恢复原样。

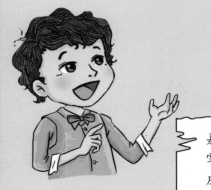

嘉嘉好奇地问："为什么洗完澡后手掌、脚掌上的皮肤会变皱，脸、胳膊和其他部位的皮肤就没有变化？还有，盐水为什么能让手掌又变平滑呢？"

孔墨庄叔叔："这是因为水有放松、软化皮肤的作用。我们的皮肤表面有一层薄薄的油脂，可防止皮肤直接从外界吸水。当我们浸泡在温水或热水中一段时间后，这层油脂就会被温水除去，皮肤就开始吸水了。我们的皮肤表面是表皮层，当表皮吸了水后，看起来就会有凹有凸，像皱纹一样。其中，手、脚的掌趾部分，是全身表皮层最厚的地方，吸水量最大，产生皱皱的现象也最明显；皮肤的其他部位因表皮层较薄，所以产生的褶皱也不太明显。而盐水会使表皮中的水排出去，所以手掌又变得平滑了。"

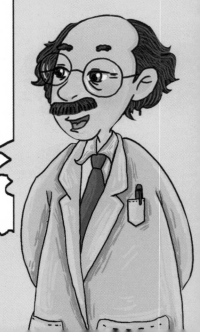

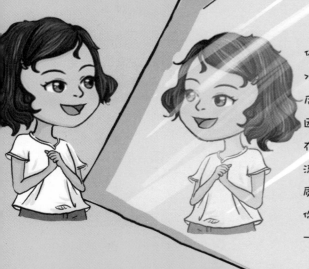

我们的皮肤为什么会吸水呢？由于身体内水分的电解质浓度比我们平时喝的淡水高，因此当手指头放在淡水一段时间之后，淡水便会流入皮肤的表皮细胞，细胞因此发胀而变形。但是，当我们把双手放在盐水中时，以前吸收的水分又就会全部流出来，这是因为我们身体中水分的电解质浓度没有盐水的浓度高。所以，下次当你洗完澡后双手发皱时可以在盐水中浸泡一会儿，这样就不会发皱了。

皮皮："我想我知道答案了！"

孔墨庄叔叔："什么答案？"

皮皮："关于我表姐皱纹多的答案。"

孔墨庄叔叔："你不会是……"

皮皮："是的，那个臭美的家伙一定是澡洗多了。"

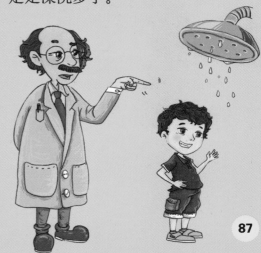

冬天你的眼睛会冷吗

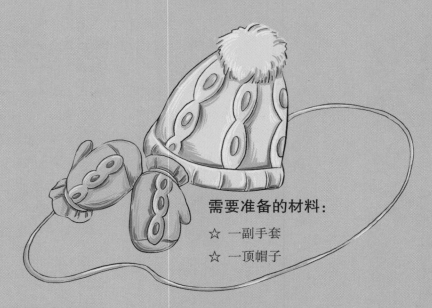

需要准备的材料：

☆ 一副手套

☆ 一顶帽子

◎实验开始：

1．冬天的早晨，戴好手套和帽子走到室外；

2．五分钟后摘掉手套和帽子；

3．感觉到手和头冷的时候，看看眼睛会不会冷。

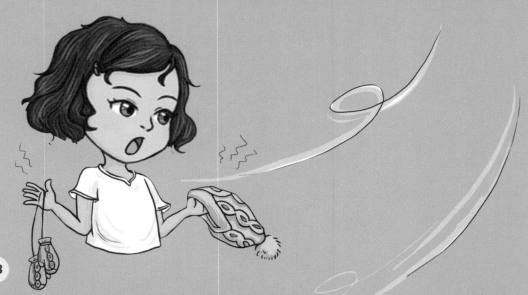

◎ **有趣的发现：**

当手和头失去手套和帽子的保护后，会觉得很冷；但眼睛却自始自终都没事。

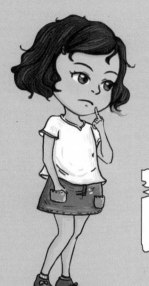

嘉嘉好奇地问："为什么在冬天眼睛就不冷呢？"

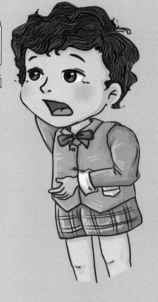

丹丹："冬天我们的脸蛋和鼻头常常被冻得通红，眼睛真的没事吗？"

孔墨庄叔叔："当然，眼睛不怕冷，也不需要保护。因为眼睛的构造很奇妙，构成眼球的角膜、结膜和巩膜上虽然有极丰富的触觉和痛觉神经，却没有能感觉到冷的神经；更重要的是，角膜和巩膜没有像血管一样的透明组织，几乎没有什么散热作用；另外眼皮还可以缓冲寒冷传导到眼球里。所以，眼球尽管露在外面，也不怕冷。还有，眼睑不断开合，眼球不断转动，也会产生丰富的热量，即使数九寒天，眼球表面的温度也都保持在10℃以上。"

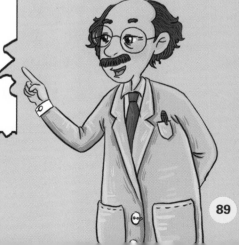

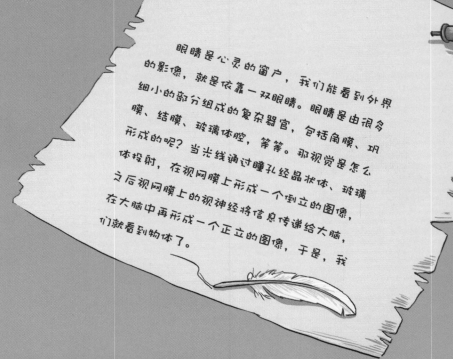

眼睛是心灵的窗户，我们能看到外界的影像，就是依靠一双眼睛。眼睛是由很多细小的部分组成的复杂器官，包括角膜、巩膜、结膜、玻璃体腔，等等。那视觉是怎么形成的呢？当光线通过瞳孔经晶状体、玻璃体投射，在视网膜上形成一个倒立的图像，之后视网膜上的视神经将信息传递给大脑，在大脑中再形成一个正立的图像，于是，我们就看到物体了。

皮皮："其实我早知道眼睛在冬天不怕冷了！"

孔墨庄叔叔："是吗？"

皮皮："当然了，如果眼睛怕冷的话，那冬天就要戴上眼罩了，这样我们还怎么看东西呢？所以，我知道眼睛一定不怕冷！"

孔墨庄叔叔："哈哈哈……我只能说你是个地地道道的怪才！"

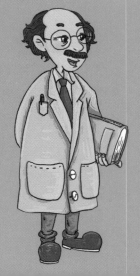
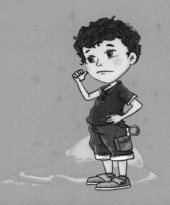

流出的 "水"

需要准备的材料：

☆ 一件棉衣

☆ 一顶帽子

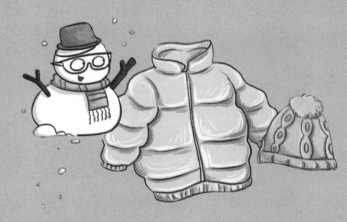

◎实验开始：

1. 在温暖的室内穿上棉衣戴上帽子；

2. 五分钟后，看看身体有什么变化；

3. 然后到室外做十分钟运动，看看身体有什么变化。

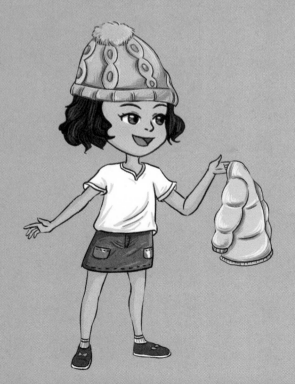

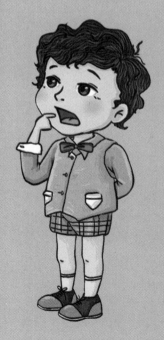

◎ 有趣的发现：

在温暖的室内身体很快就出汗了，身体和头发都有汗珠。到室外做运动后，身上的汗更多。

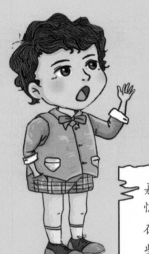

嘉嘉好奇地问："当我们进行激烈活动或受到惊吓时，身上都会出汗。炎热的夏天，特别是在三伏天进行球赛，我们还会大汗淋漓呢。这些，又是怎么回事呢？"

孔墨庄叔叔："要知道，汗液是由汗腺分泌出来的。人的身体上有两种汗腺：一种是大汗腺，分布在腋窝、乳房、肚脐、大腿根等处，开口于毛根附近；另一种小汗腺分布在全身各处，开口于表皮。汗液是无色透明的，一般情况下，只有少数汗腺参加分泌活动，所排出的汗液也不多，不易被人觉察。而在非常炎热或是运动量非常大的情况下，每小时的排汗量可达1.5升以上。"

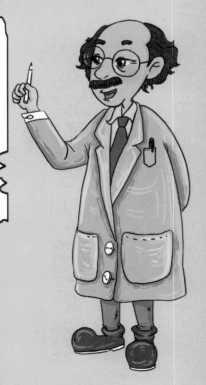

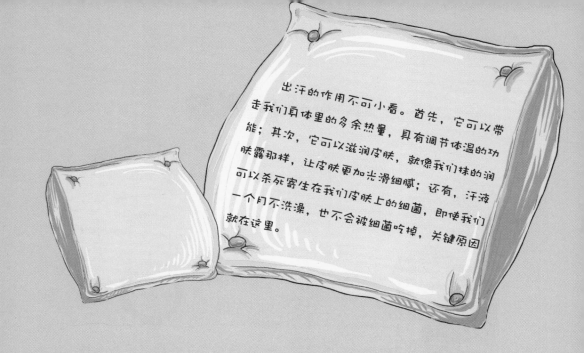

出汗的作用不可小看。首先，它可以带走我们身体里的多余热量，具有调节体温的功能；其次，它可以滋润皮肤，就像我们抹的润肤露那样，让皮肤更加光滑细腻；还有，汗液可以杀死寄生在我们皮肤上的细菌，即使我们一个月不洗澡，也不会被细菌吃掉，关键原因就在这里。

皮皮："我为什么很少出汗？"

孔墨庄叔叔："睡懒觉怎么会出汗呢？"

皮皮："……"

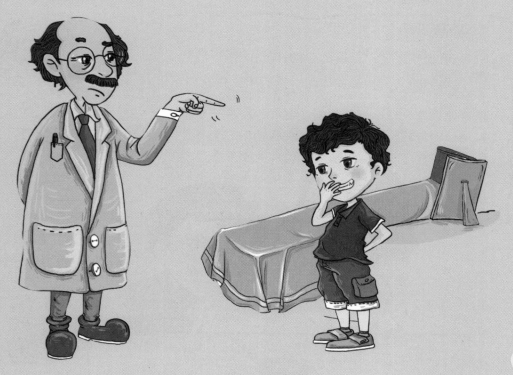

不一样的指纹

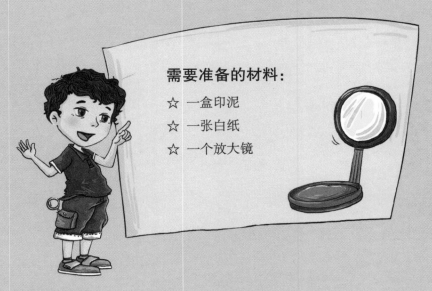

需要准备的材料：

☆ 一盒印泥

☆ 一张白纸

☆ 一个放大镜

◎ 实验开始：

1. 邀请一名同伴，将自己与同伴的手指洗干净；

2. 先用你的大拇指蘸些印泥，然后用劲按在白纸上；

3. 让同伴也重复上面步骤；

4. 用放大镜观察两个指纹，看有什么区别。

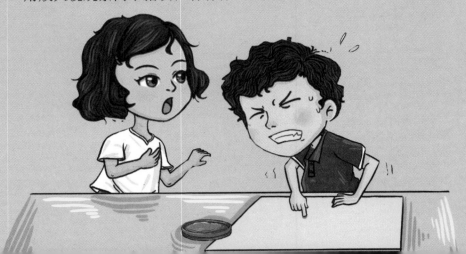

◎有趣的发现：

不用放大镜的时候，两个指纹看上去几乎相同，没有很大的区别；用放大镜仔细观察后，会发现两个指纹的纹路完全不同。其他手指也一样，各不相同。

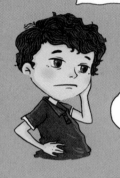

嘉嘉好奇地问："为什么手指的指纹会不一样呢？"

皮皮："难道没有一样的指纹吗？"

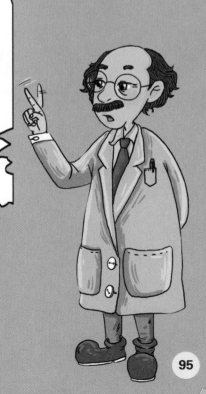

孔墨庄叔叔："由于每个人的遗传基因都不同，所以指纹也就不同。另外，指纹的形成虽然主要受遗传基因影响，但也会受到后天环境的影响。胎儿在母体内发育到三至四个月时，指纹就已经形成了。但儿童在成长期间指纹会略有改变，直到青春期才会完全定型。正是不同的遗传基因及各自不同的后天成长环境，才使得人们的指纹各不相同。"

指纹很早就引起了人们的兴趣。古时候的人们曾把指纹当作"图章"，印在公文上。

有很多警察因此得到灵感，于是在以后逮捕小偷的过程中，每当遇到无法确定哪个人才是小偷的情况时，就会让他们在一张白纸上按下指纹，因为每个人的指纹是不同的，所以小偷也就无处可逃了。

皮皮："你相信生命线吗？"

孔墨庄叔叔："这个……"

皮皮："听说生命线上有分叉，意味着会在中途被死神干掉！"

孔墨庄叔叔："你这么迷信那也只能被干掉了！"

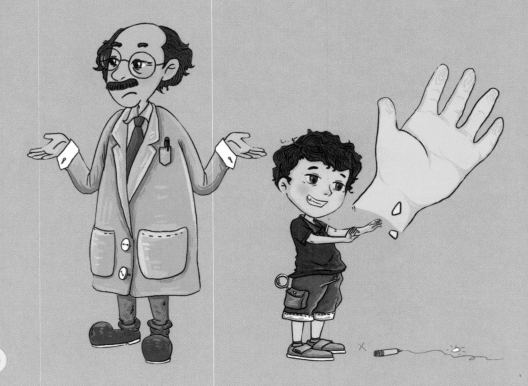

不变的体温

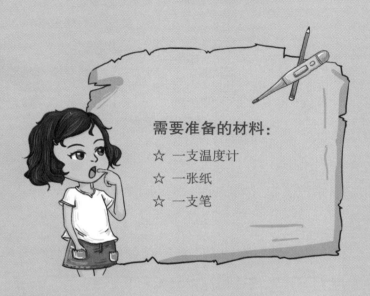

需要准备的材料：

☆ 一支温度计

☆ 一张纸

☆ 一支笔

◎ **实验开始：**

1. 早晨起来后，拿温度计量量自己的体温；

2. 用笔把温度值记在纸上；

3. 晚上再量一次，再记在纸上；

4. 看看两次温度差距大吗。

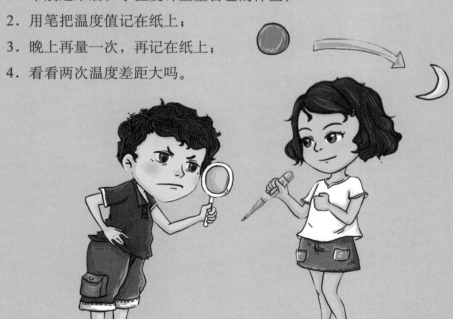

◎有趣的发现：

一天内人体的体温几乎相同，都在36~37.2℃之间，变化很小，差距不超过一度。

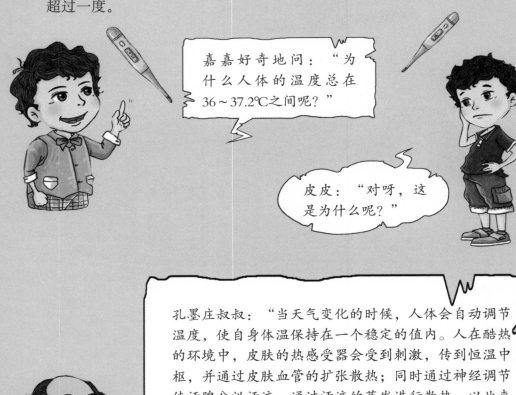

嘉嘉好奇地问："为什么人体的温度总在36~37.2℃之间呢？"

皮皮："对呀，这是为什么呢？"

孔墨庄叔叔："当天气变化的时候，人体会自动调节温度，使自身体温保持在一个稳定的值内。人在酷热的环境中，皮肤的热感受器会受到刺激，传到恒温中枢，并通过皮肤血管的扩张散热；同时通过神经调节使汗腺分泌汗液，通过汗液的蒸发进行散热，以此来避免体温随外界温度的升高而升高。反之，如果人在寒冷的地方，皮肤血管会收缩，减少皮肤的散热；同时，肌体会颤抖，增加热的产生。因此人体总能保持在一个最适合自身运转的温度上。"

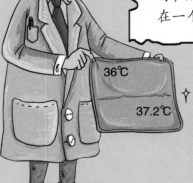

36℃

37.2℃

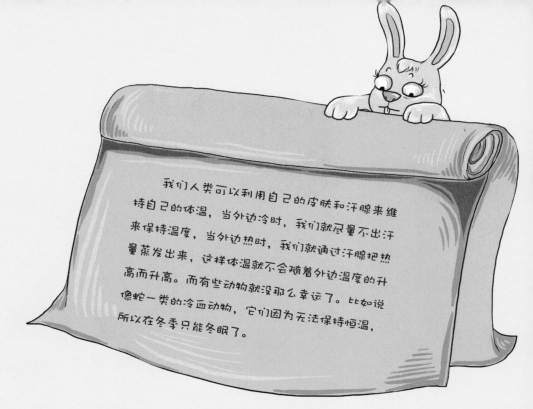

我们人类可以利用自己的皮肤和汗腺来维持自己的体温，当外边冷时，我们就尽量不出汗来保持温度，当外边热时，我们就通过汗腺把热量蒸发出来，这样体温就不会随着外边温度的升高而升高。而有些动物就没那么幸运了。比如说像蛇一类的冷血动物，它们因为无法保持恒温，所以在冬季只能冬眠了。

皮皮："你知道大伙为何叫丹丹冷血动物吗？"

孔墨庄叔叔："不知道。"

皮皮："因为她怎么睡都不能把被窝睡暖……哈哈！"

孔墨庄叔叔："那应该是一种疾病。"

皮皮："对，我想就是一种冷血的病……哈哈！"

孔墨庄叔叔："……"

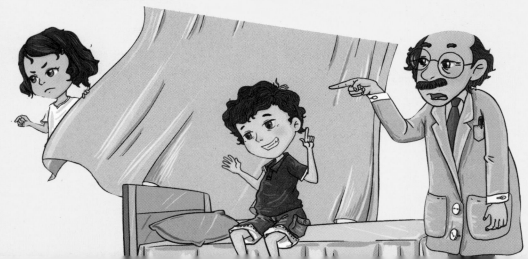

咕咕叫的肚子

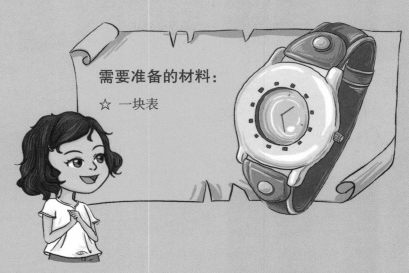

需要准备的材料：

☆ 一块表

◎**实验开始：**

1. 到外面去玩几个小时；

2. 用手表看好时间，一直玩到快吃饭的时候再回家；

3. 等到饿了以后看看肚子会发出什么声音。

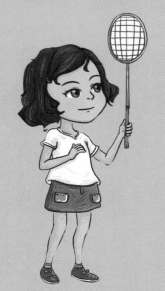

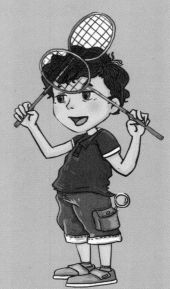

◎有趣的发现：

肚子饿了以后，肚子里会发出"咕咕"的叫声。刚开始，感觉不太明显；不一会儿，声音就会越来越大，旁边的人也听得见。

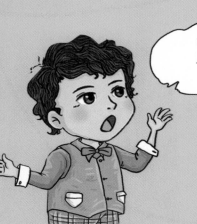

嘉嘉好奇地问："为什么肚子饿得厉害时，会发出'咕咕'的叫声？"

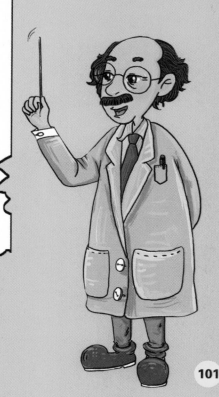

孔墨庄叔叔："这你就不知道了吧，其实这个声音是从胃里发出来的。人们摄取的食物在胃里不断地被消化，不断地通过胃的出口——幽门，被送到小肠。当胃内的食物被排送完了之后，胃还在继续分泌胃液，继续收缩揉捏。空胃收缩的刺激，通过神经传送至大脑，我们就会产生饥饿感。胃内的液体和吞咽下去的气体，在胃的收缩揉捏下，一会儿到这儿，一会儿到那儿，这样就会发出叽叽咕咕的声音。所以说，肚子咕咕叫，是一种正常的生理现象，没必要大惊小怪的。"

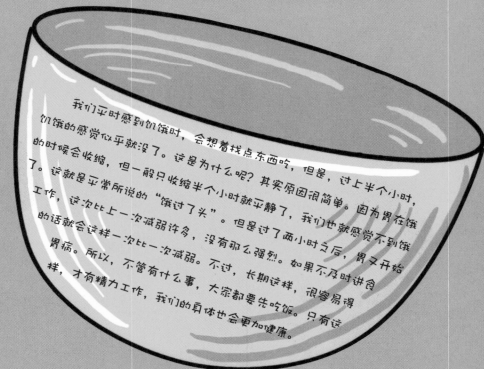

我们平时感到饥饿时，会想着找点东西吃，但是，过上半个小时，饥饿的感觉似乎就没了。这是为什么呢？其实原因很简单。因为胃在饿的时候会收缩，但一般只收缩半个小时就平静了，我们也就感觉不到饿了。这就是平常所说的"饿过了头"。但是过了两小时之后，胃又开始工作，这次比上一次减弱许多，没有那么强烈。如果不及时进食的话就会这样一次比一次减弱。不过，长期这样，很容易得胃病。所以，不管有什么事，大家都要先吃饭。只有这样，才有精力工作，我们的身体也会更加健康。

皮皮："我平生最讨厌三件事。"

孔墨庄叔叔："哪三件事？"

皮皮："放屁、打嗝、肚子叫，尤其是放屁。"

孔墨庄叔叔："你太苛刻了。"

皮皮："哼，跟你说实话吧，连我家的猫都不放屁。"

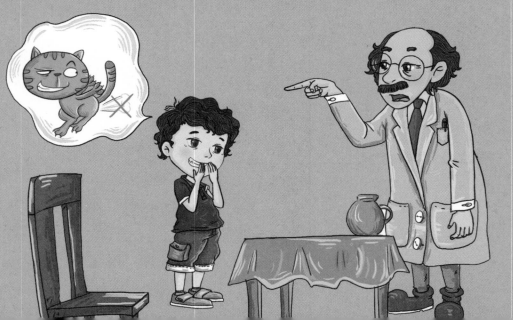

青色的血管

需要准备的材料：

☆ 一个放大镜

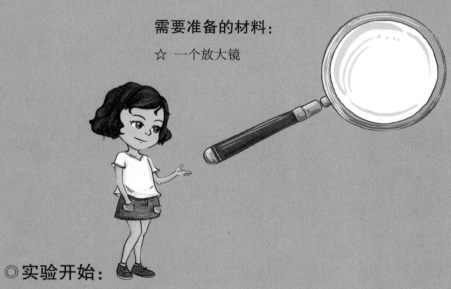

◎ **实验开始：**

1. 挽起衣服袖子，露出胳膊的前端；

2. 用放大镜对准自己的胳膊，找到血管；

3. 看看你发现了什么；

4. 邀请一名同伴，他/她让另一个同伴也做一遍。

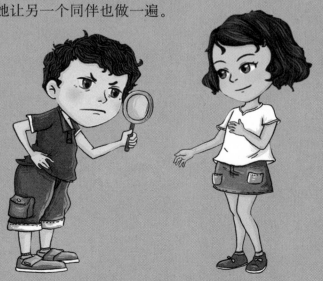

◎有趣的发现:

放大镜下的血管呈现出青绿色,而且不是很清楚。如果用肉眼看的话,很难发现它。

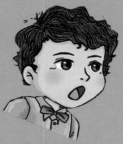

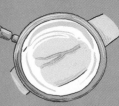

嘉嘉好奇地问:"为什么血管是青色的呢?"

皮皮:"我们平时见到的血液不都是鲜红鲜红的吗?"

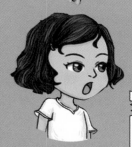

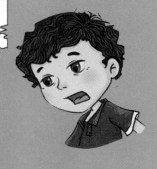

丹丹:"我们从皮肤外面怎么看不到血液流动呢?"

孔墨庄叔叔:"血液当然是红色的了,因为血液中含有铁元素,所以看上去是红色的。然而血管中的血液因含有的氧气量不同,颜色也会不同。当肺吸足了氧气后,血液是鲜红色的,这样的血液把氧送到身体的各部分后,氧气就减少了,颜色会变成紫色。这种紫色的血液,透过手上和脚上的较薄的皮肤和血管壁,看起来就是青色的。至于为什么一般从皮肤外面看不到血液的流动,这是因为血液都是在皮肤深处的血管中,所以从外面自然看不到了。"

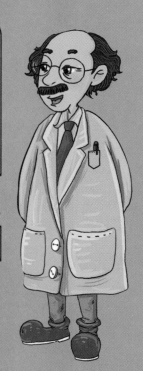

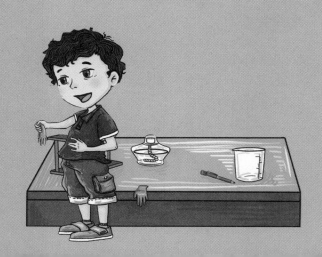

其实，血管的颜色深一点，好处很多，比如打针输液时医生能够在最短时间内将针头插进血管里。对于那些很难被医生找到血管的人，也可以通过锻炼让自己的血管变得更加明显。

皮皮："我喜欢戴手套。"

孔墨庄叔叔："为什么？"

皮皮："因为看不见血管。"

孔墨庄叔叔："血管有那么恐怖吗？"

皮皮："不恐怖，只是我有晕血症而已。"

孔墨庄叔叔："……"

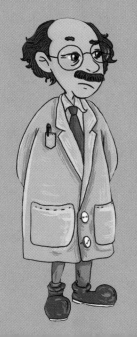

玩雪手变热

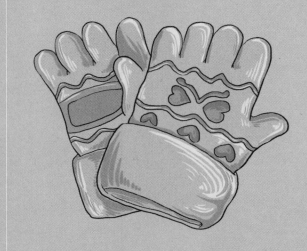

需要准备的材料：

☆ 一副手套

◎ 实验开始：

1. 下雪后到外面；

2. 堆一个雪人；

3. 堆好后，把手套戴上，体会一下手套里的手有什么感觉；

4. 摘掉手套，你会觉得冷吗?

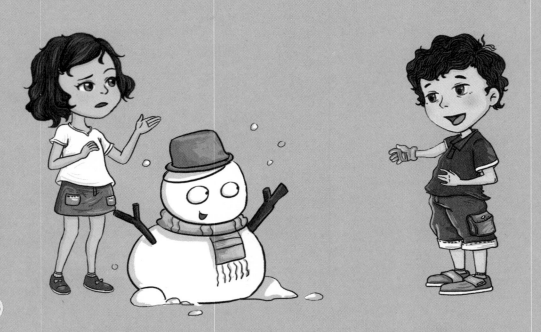

◎有趣的发现：

堆好雪人戴上手套后，发现双手热乎乎的，甚至还有一点痒痒的感觉。摘掉后，居然一点都不觉得冷。

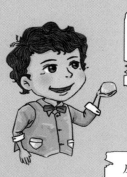

嘉嘉好奇地问："为什么玩雪后手不冷反而还会觉得热呢？"

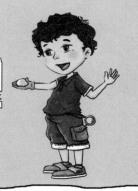

皮皮："为什么还有一点痒？"

孔墨庄叔叔："哈哈，这是由于雪的冰冷刺激了血液循环。当我们的手接触到冰雪之后，皮肤就会受到刺激，这个刺激信号由神经传到大脑，大脑便迅速'调兵遣将'，派血管里的血液马上向手部的毛细血管流去。血液的流动带来了热量，手当然就不凉了。至于感觉到痒，是因为玩雪的时间长了以后，手会有一些轻微冻伤，所以会痒。"

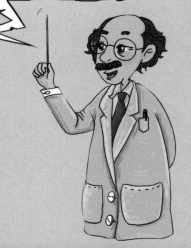

在寒冷的冬季，我们该如何防止双手被冻伤呢？首先我们要注意保暖，出门应戴好口罩、帽子、围巾和手套等保暖物品，尽量穿着一些松紧适度的衣服和鞋袜，以保持血液循环畅通。其次我们要多参加一些锻炼活动，来提高身体和皮肤表面对寒冷的抵抗能力。我们还可以经常性地增加身体的摩擦，比如在上课过程中不写字的时候，可以搓搓手，促进血液循环，减少冻疮的发生概率。如果双手还是被冻伤了，那么我们最好在晚上睡觉前，用热水泡一泡手和脚。

皮皮："唉，真是令人失望的结果。"

孔墨庄叔叔："怎么了？"

皮皮："我以为玩雪会让手温升得更高呢！"

孔墨庄叔叔："哈哈……手遇冷怎么会升温呢！"

皮皮："我只是太喜欢玩雪罢了！"

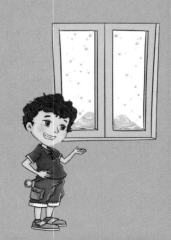
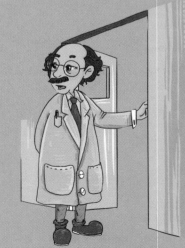

变不长的眉毛

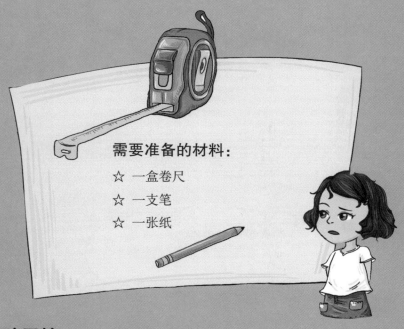

需要准备的材料：

☆ 一盒卷尺

☆ 一支笔

☆ 一张纸

◎**实验开始：**

1．用尺子量量你的头发和眉毛；

2．把结果写在纸上；

3．一个月后，再量一次，有什么发现。

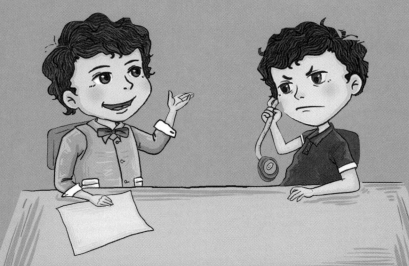

◎有趣的发现：

一个月后，你会发现头发长了不少，可是眉毛却一点变化也没有。

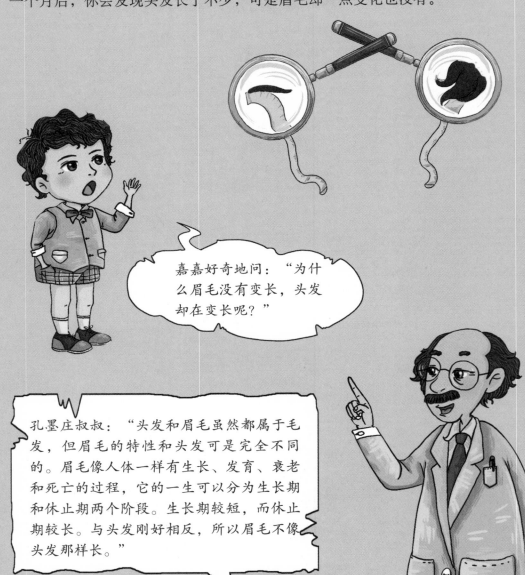

嘉嘉好奇地问："为什么眉毛没有变长，头发却在变长呢？"

孔墨庄叔叔："头发和眉毛虽然都属于毛发，但眉毛的特性和头发可是完全不同的。眉毛像人体一样有生长、发育、衰老和死亡的过程，它的一生可以分为生长期和休止期两个阶段。生长期较短，而休止期较长。与头发刚好相反，所以眉毛不像头发那样长。"

如果说眼睛是一个人心灵的窗户，那么眉毛就是这扇窗户的窗框；如果眼睛是人们面部上的一幅画，那眉毛就是精美的画框。位于眼睛上方的眉毛，在整个面部占有重要的地位。它不但可以起到修饰面容的作用，还能丰富人们的面部表情。人们的喜、怒、哀、乐等内心活动都可以通过双眉的舒展、收拢、扬起和下垂等反映出来。在汉语里，形容眉毛的词语有很多，如眉飞色舞、蛾眉淡扫、喜上眉梢、柳叶弯眉和眉目传情等，简直数不胜数。

皮皮："那些眉毛长了一两寸的家伙是怎么回事？"

孔墨庄叔叔："呵呵……或许是遗传吧。"

皮皮："喔，看来是我错怪我家的猫了。"

孔墨庄叔叔："怎么了？"

皮皮："我剪短了它的长眉毛。"

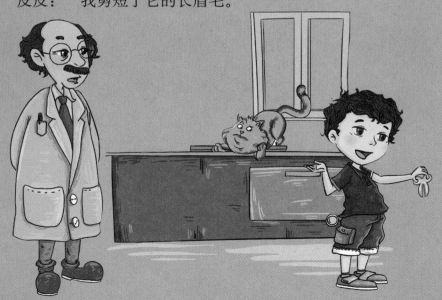

你长得像谁

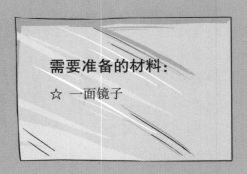

需要准备的材料：

☆ 一面镜子

◎ 实验开始：

1. 通过镜子观察自己的五官；

2. 再去观察父母的五官，有什么发现。

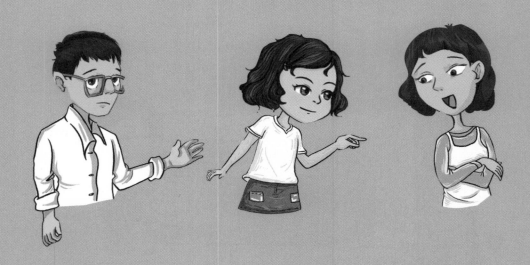

◎有趣的发现：

你会发现自己长得和父母非常像。但与他们中的每一个又不完全像，有的地方像父亲，有的地方像母亲。

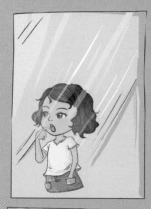

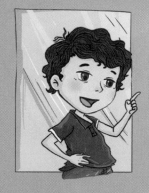

皮皮："我的眼睛和我爸爸的一模一样，可嘴巴却像我妈妈。"

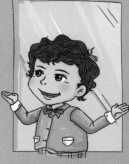

嘉嘉好奇地问："为什么我们的长相和父母很像？"

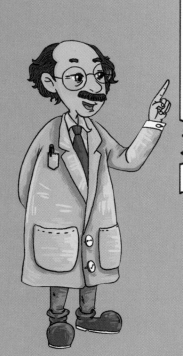

孔墨庄叔叔："这是因为有一个叫'遗传基因'的家伙在作怪。人和其他生物相同，在世代的繁殖过程中，子女总是和父母保持着某些相同的特征，这就叫遗传。当父亲的精子和母亲的卵子结合成一个受精卵后，受精卵经过无数次分裂，繁殖出更多的细胞，长成胎儿。胎儿的细胞里同时含有父亲和母亲的基因，因此，无论是身高、肤色还是模样，都长得像他的父母亲了。

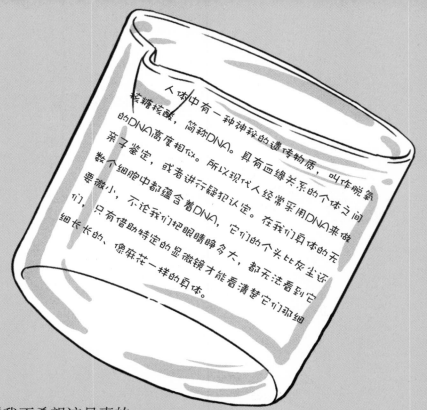

人体中有一种神秘的遗传物质，叫作脱氧核糖核酸，简称DNA。具有血缘关系的个体之间的DNA高度相似。所以现代人经常采用DNA来做亲子鉴定，或者进行疑犯认定。在我们身体的无数个细胞中都蕴含着DNA，它们的个头比灰尘还要微小，不论我们把眼睛睁多大，都无法看到它们，只有借助特定的显微镜才能看清楚它们那细细长长的、像麻花一样的身体。

皮皮："我不希望这是真的。

孔墨庄叔叔："怎么了？"

皮皮："我爸爸是秃顶。"

孔墨庄叔叔："恭喜你！人们都说'聪明的脑袋不长毛'，哈哈。"

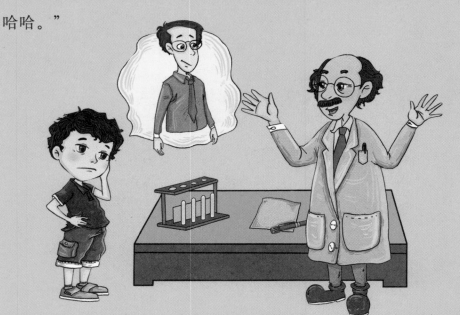

神奇的生物钟

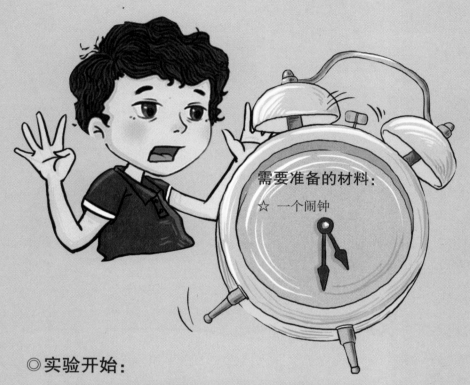

需要准备的材料：

☆ 一个闹钟

◎ 实验开始：

1. 晚上睡觉前把闹钟调好，调到一固定时间，比如早上七点；

2. 第二天一早，闹钟一响就起床，不能偷懒；

3. 连续这样做一个星期，然后把闹钟关掉；

4. 试一试第二天早上七点的时候你能不能自动醒来？

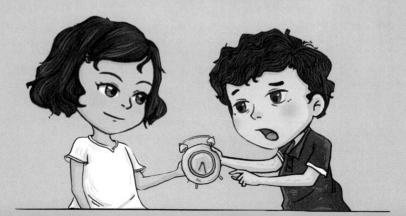

◎ 有趣的发现：

坚持用闹钟一个星期之后，你会发现，即使不用闹钟，也能在那个时间醒来。闹钟似乎失去了用处。

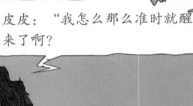

皮皮："我怎么那么准时就醒来了啊？

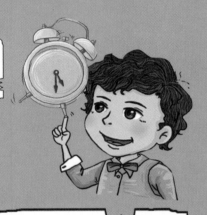

星期一

嘉嘉好奇地问："这是为什么呢？"

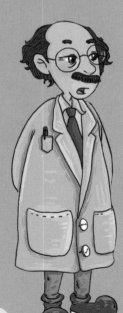

孔墨庄叔叔："地球上的所有动物，包括人类，身上都有一种叫'生物钟'的特性。生物钟是受大脑的下丘脑'视交叉上核'控制的。和所有的哺乳动物一样，人类的管辖生物钟的那片区域也处在口腔上颚上方，我们能够在昼夜进行有节律的睡眠、清醒和饮食行为，都是由于生物钟在起作用。生物钟具有很强的记忆能力，只要它记住了你最近的行为规律，就会把这种规律一直延续下去。就像你每天坚持早晨七点起床，形成了规律后，不用闹钟，自己也能醒来了。"

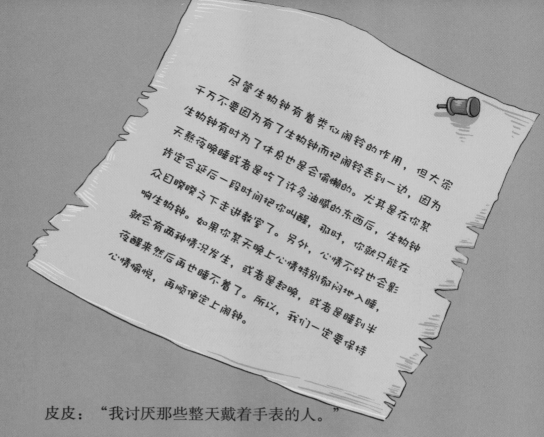

尽管生物钟有着类似闹铃的作用，但大家千万不要因为有了生物钟而把闹铃丢到一边，因为生物钟有时为了休息也是会偷懒的。尤其是在你某天熬夜晚睡或者是吃了许多油腻的东西后，生物钟肯定会延后一段时间把你叫醒，那时，你就只能在众目睽睽之下走进教室了。另外，心情不好也会影响生物钟。如果你某天晚上心情特别郁闷地入睡，就会有两种情况发生，或者是起晚，或者是睡到半夜醒来然后再也睡不着了。所以，我们一定要保持心情愉悦，再顺便定上闹钟。

皮皮："我讨厌那些整天戴着手表的人。"

孔墨庄叔叔："为什么？"

皮皮："他们的生物钟太低级了！"

孔墨庄叔叔："难道还比不上你家的猫吗？"

皮皮："不，比不上我家的公鸡。"

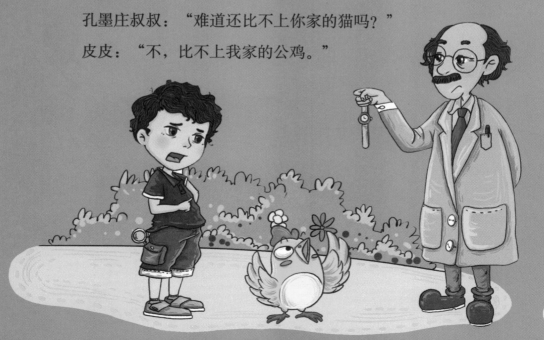

臭臭的气体

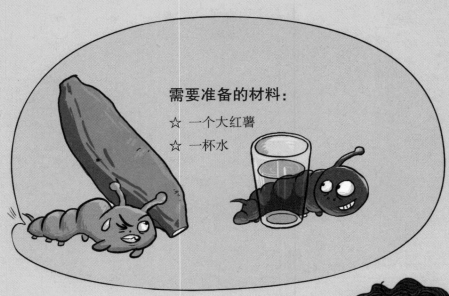

需要准备的材料：

☆ 一个大红薯

☆ 一杯水

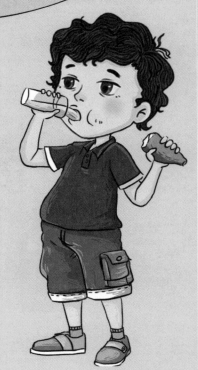

◎实验开始：

1. 把大红薯吃下去；

2. 把水喝光；

3. 过一会儿，看看身体有什么反应？

◎有趣的发现:

吃完红薯、喝光水,不一会儿你就发现自己肚子里有一股气体上蹿下跳,异常活跃,接着就排出了体外。

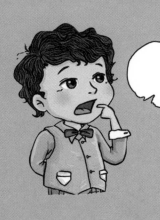

嘉嘉好奇地问:"为什么吃完了红薯,人就会放屁呢?"

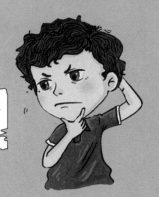

皮皮:"喝完水好像放得更厉害呢!"

孔墨庄叔叔:"放屁是一种自然生理现象,屁的多少与人们的饮食习惯有关。爱吃洋葱、生蒜、生姜、豆类、薯类和面食的人,放屁的次数会相对多一些。因为这些食物含有能够产生大量氢、二氧化碳和硫化氢等气体的物质,所以吃完这些食物后,人的身体内往往会废气大增,不断放屁。另外,还有一些食物,像豌豆、芽甘蓝、苹果、瓜果类等食物,吃多了也容易放屁。

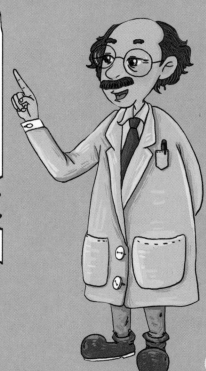

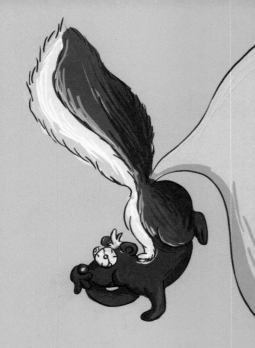

放屁是人体必不可少的一种正常的生理现象。人在吃食物时，因为消化道内菌群的作用，会产生很多气体，这些气体跟随肠蠕动向下运动，从肛门排出体外，就形成了屁。有时，因为肛门括约肌的作用，还会产生声音。正常人每天要排出几百毫升的气体。因此，放屁是肠道正常运行的一种表现。

丹丹："为什么有些人喜欢在骂人的时候说'放屁'？"

孔墨庄叔叔："这个嘛……"

丹丹："好像自己不放屁似的！"

孔墨庄叔叔："哈哈！"

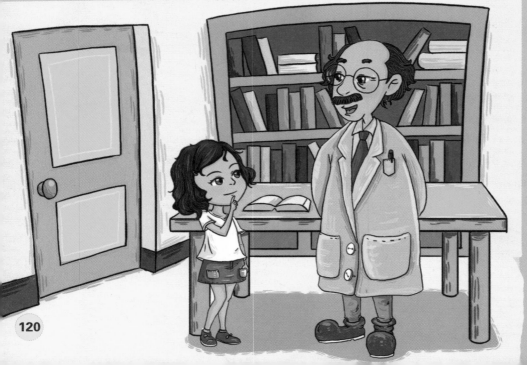

怎么睡才舒服

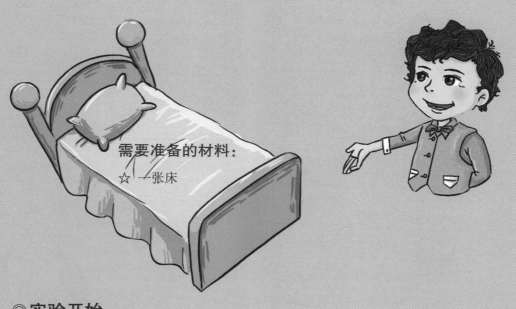

需要准备的材料：

☆ 一张床

◎ **实验开始：**

1. 首先以平躺的姿势躺在床上；

2. 然后以左侧卧的姿势躺在床上；

3. 翻个身以右侧卧的姿势躺在床上；

4. 最后趴在床上；

5. 感觉一下哪个姿势最舒服？

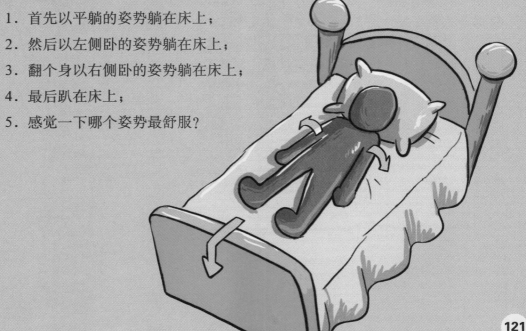

◎有趣的发现：

平躺和右侧卧的姿势都比较舒服，但左侧卧和趴着，时间长了就觉得胸口有点闷，很不舒服。

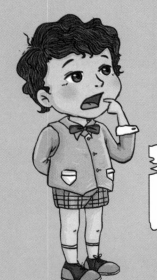

嘉嘉好奇地问："为什么身体向左侧卧和趴着睡觉时，会觉得胸口闷闷的呢？到底是怎么回事？"

孔墨庄叔叔："一个人生命中大约三分之一的时间都是在睡觉，所以睡觉是一件很重要的事情。睡觉的姿势包括侧睡、仰睡、趴睡等。那么我们选择怎样的睡觉姿势最好呢？其实就是向右侧睡。因为人体的心脏一般都长在身体的左侧，而心脏是传输血液的主要器官，如果采取左侧睡和趴睡的姿势的话，就会影响心脏输送血液。时间长了，肯定觉得不舒服了。"

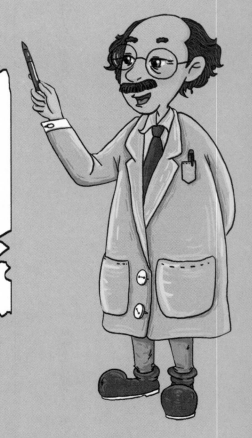

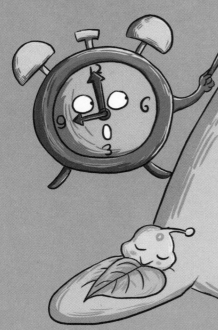

其实，怎么睡才舒服不仅仅取决于我们睡觉的姿势，还取决于我们睡觉时的心情。可能很多人都有过这样的体会：当你的作业只完成一半或者是老师要求背诵的课文还没有记住时，就会睡得不踏实；但如果你完成了所有的学习任务，而且在睡之前还多背会了一首唐诗，那么就会很满足地睡去，而且会睡得很香甜。另外，现代医学证明，睡眠不但有助于消除疲劳、恢复体力，还能增强我们的免疫力、提高记忆力和保证充沛的精力。除此之外，睡眠还能促进发育，甚至有助于延长寿命。

嘉嘉："这回惨了。"

孔墨庄叔叔："怎么了？"

嘉嘉："我每天晚上睡觉，都习惯向左边侧卧，我的心脏一定已经被我压坏了。"

孔墨庄叔叔："呵呵，没有你想得那么夸张和严重，以后改变一下睡姿就可以了。"

嘉嘉："真的没事吗？"

孔墨庄叔叔："嗯，我才发现你的胆子原来这么小，哈哈！"

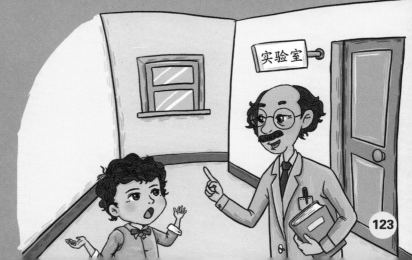

头发里的"雪花"

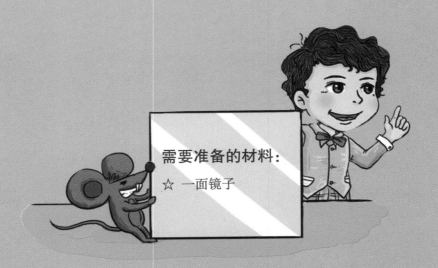

需要准备的材料：

☆ 一面镜子

◎ **实验开始：**

1. 用手轻轻挠自己的头发根部；

2. 拿镜子照自己的头发；

3. 发现头发上面多了什么？

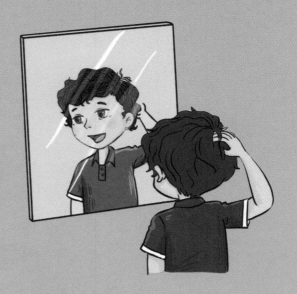

◎有趣的发现：

你会发现头发根部出现许多白色的东西。

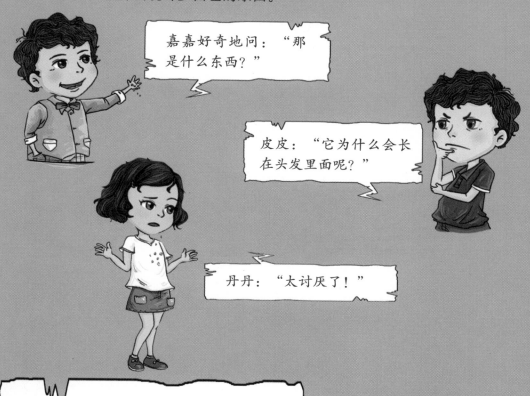

嘉嘉好奇地问："那是什么东西？"

皮皮："它为什么会长在头发里面呢？"

丹丹："太讨厌了！"

孔墨庄叔叔："其实那些讨厌的白色东西是头屑。头屑是头皮正常代谢的产物，如果经常清洗的话，它不会影响人们的正常生活和工作。但是，如果头屑较多甚至导致头皮发痒，就说明头皮的生态平衡遭到了破坏。我们知道，健康的头皮由油脂和菌群组成。当头皮菌群环境失衡，有害菌就会增多，这时就会出现头痒的现象了。

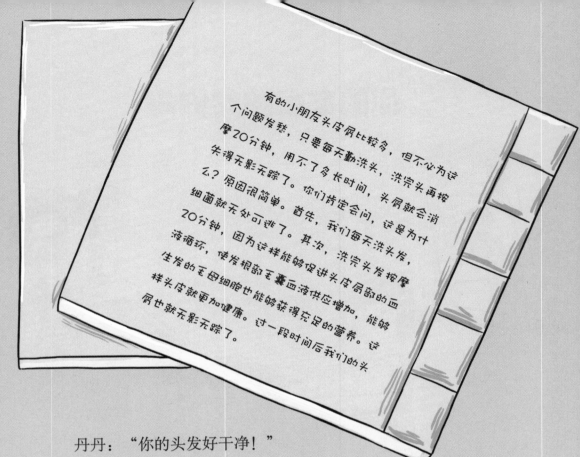

有的小朋友头皮屑比较多，但不必为这个问题发愁，只要每天勤洗头，洗完头再按摩20分钟，用不了多长时间，头屑就会消失得无影无踪了。你们肯定会问，这是为什么？原因很简单。首先，我们每天洗头发，细菌就无处可逃了。其次，洗完头发按摩20分钟，因为这样能够促进头皮局部的血液循环，使发根部毛囊血液供应增加，能够生发的毛囊细胞也能够获得充足的营养。这样头皮就更加健康。过一段时间后我们的头屑也就无影无踪了。

丹丹："你的头发好干净！"

孔墨庄叔叔："那当然了。"

丹丹："你每天洗发吗？"

孔墨庄叔叔："哈哈！其实，我这个是假头套。"

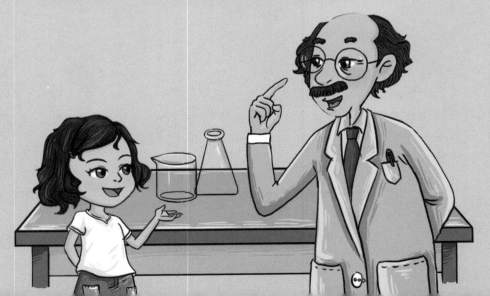

你的左右脸对称吗

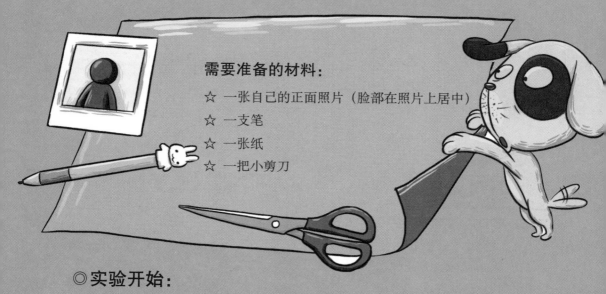

需要准备的材料：

☆ 一张自己的正面照片（脸部在照片上居中）

☆ 一支笔

☆ 一张纸

☆ 一把小剪刀

◎ **实验开始：**

1．用剪刀沿着照片中人脸的中线将照片剪成两半；

2．将左半脸照片放在纸上，用笔按照左半脸的样子画出对称的另一半，最后形成完整的人像；

3．按照以上的方法复制右半脸，看两个完整的人脸，你会发现什么？

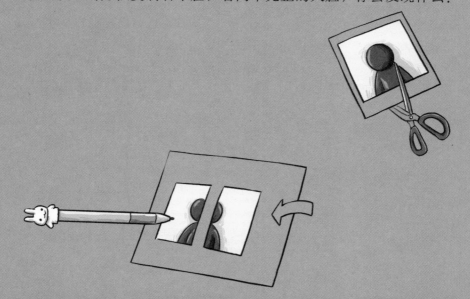

◎有趣的发现：

分别按左半部和右半部对称复制自己的脸，你会结果发现得到两个与原来不同的人像。

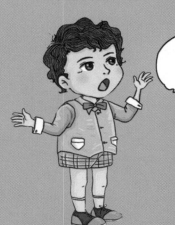

嘉嘉好奇地问："不都是我的脸吗？为什么左脸和右脸就不一样呢？

皮皮："人的身体不是对称的吗？

孔墨庄叔叔："其实，即使身体稍微不对称也不需要害怕，因为人的身体本来就不是完全对称的。举例说：有些人的头部左侧比右侧稍大一些，所以右面略微向前突出；有些人的眼睛呢，大小也不一样；有些人一只双眼皮，一只单眼皮；有些人眉毛一高一矮，耳朵一大一小；有些人右腿长度超过了左腿。而且，人的双脚也不对称，一只大一只小。这些完全是正常现象，是一种不平衡的美。"

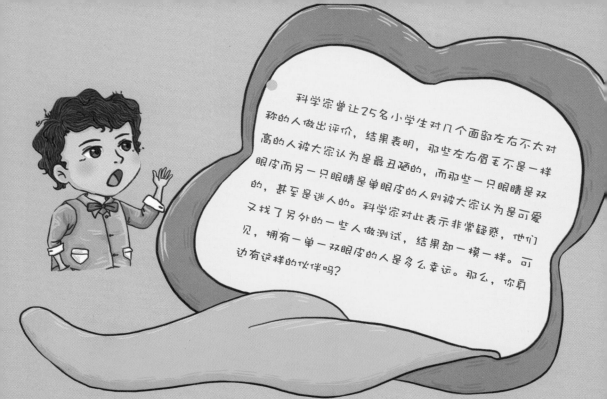

科学家曾让25名小学生对几个面部左右不太对称的人做出评价，结果表明，那些左右眉毛不是一样高的人被大家认为是最丑陋的，而那些一只眼睛是双眼皮而另一只眼睛是单眼皮的人则被大家认为是可爱的，甚至是迷人的。科学家对此表示非常疑惑，他们又找了另外的一些人做测试，结果却一模一样。可见，拥有一单一双眼皮的人是多么幸运。那么，你身边有这样的伙伴吗？

皮皮："我就是一只眼睛单眼皮一只眼睛双眼皮，你看我是不是很迷人呢？"

孔墨庄叔叔："喔……我好像没看出来。"

皮皮："……"

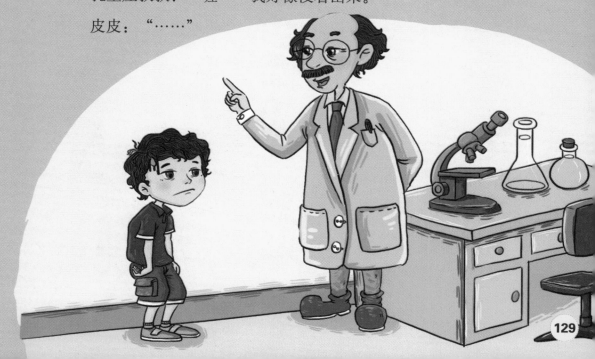

早上记忆力好

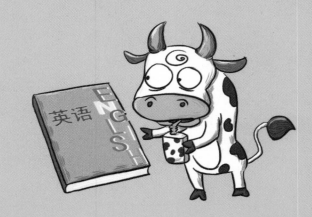

需要准备的材料：

☆ 一本英语书

☆ 一块手表

◎实验开始：

1. 早晨起来后，拿出英语书背十个单词；

2. 看你需要多长时间才能背会；

3. 晚上再背十个新单词；

4. 看你需要多长时间；

5. 比较一下这两次所用的时间，看看是早上用的时间短，还是晚上用的

时间短？

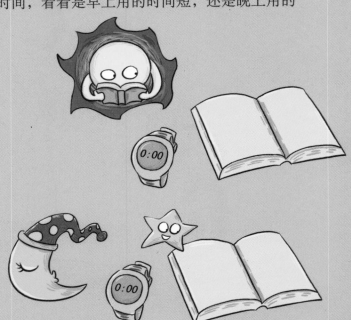

◎有趣的发现：

早上记忆单词用的时间短，而且记得又快又好；晚上不如早上记得快，而且效率也不高。

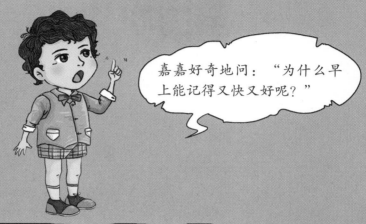

嘉嘉好奇地问："为什么早上能记得又快又好呢？"

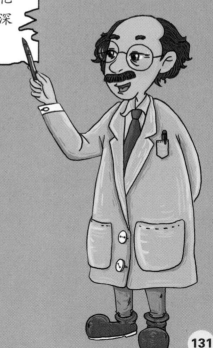

孔墨庄叔叔："因为人们通过一夜的睡眠和休息，缓解了疲劳，也恢复了精力和体力。而且，早晨的空气也十分清新，这此因素都有利于大脑皮质进入兴奋状态，集中记忆力。所以早晨读书和用脑，自然就印象深刻，记东西的话，也就牢固了。"

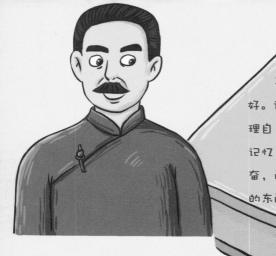

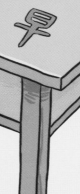

其实，人的记忆力并不都是早上好。记忆力好不好，关键在于一个人会不会管理自己的情绪。研究表明，一个人心情好的时候，记忆力往往也比较好。因为高兴的时候大脑也兴奋，而且想的东西很少，心思非常单纯，所以记住的东西就会多而且牢固。

皮皮："我早上的记忆力就不好，总忘记吃早点。"

孔墨庄叔叔："懒家伙，那是你快迟到了吧。"

皮皮："哈哈……"

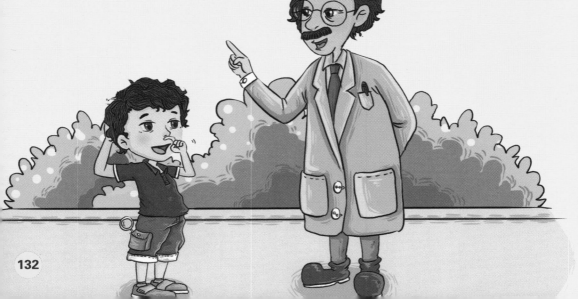

短短的大拇指

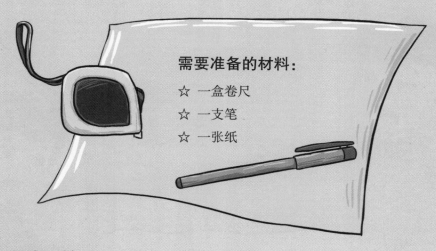

需要准备的材料：

☆ 一盒卷尺

☆ 一支笔

☆ 一张纸

◎ 实验开始：

1．用尺子量你的五根手指；

2．用笔把长度和宽度分别记在纸上；

3．比较它们的长度和宽度，有什么发现；

4．再看看每根手指的关节数量，有什么发现？

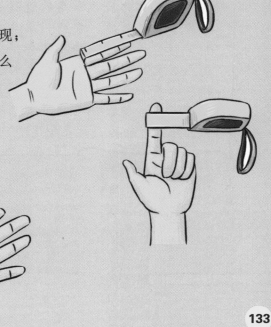

◎ 有趣的发现：

五根手指当中，大拇指最短，但是最粗；其余四根手指都有三个指关节，可大拇指只有两个指关节。

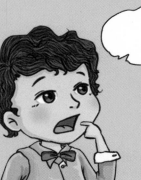

嘉嘉好奇地问："为什么大拇指最短、最粗呢？"

皮皮："为什么大拇指比其他手指少一个指关节呢？

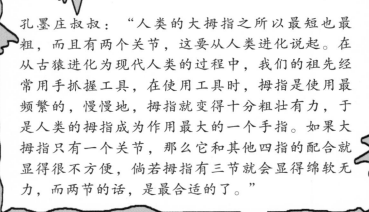

孔墨庄叔叔："人类的大拇指之所以最短也最粗，而且有两个关节，这要从人类进化说起。在从古猿进化为现代人类的过程中，我们的祖先经常用手抓握工具，在使用工具时，拇指是使用最频繁的，慢慢地，拇指就变得十分粗壮有力，于是人类的拇指成为作用最大的一个手指。如果大拇指只有一个关节，那么它和其他四指的配合就显得很不方便，倘若拇指有三节就会显得绵软无力，而两节的话，是最合适的了。"

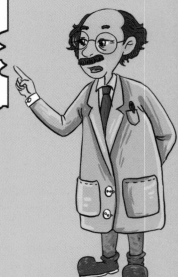

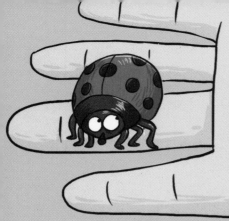

其实，五个手指中最特别的要数无名指了。首先，我们会好奇它为何叫无名指。不过，现在已经没有人能答得上来了。我们只知道，无名指是五个手指当中最不灵活的手指，但这并不意味着它没有任何作用，它是爱的象征，爱人结婚时都会把戒指戴在无名指上，也有戴在中指上的。

皮皮："人们为什么老是竖大拇指？"

孔墨庄叔叔："那是夸奖别人。"

皮皮："那为什么没人给我竖大拇指？"

孔墨庄叔叔："你说呢？"

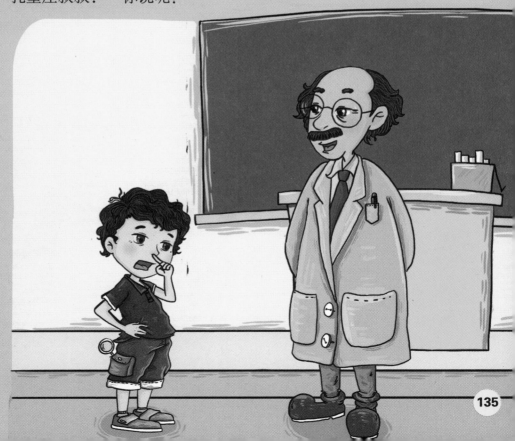

麻麻的腿

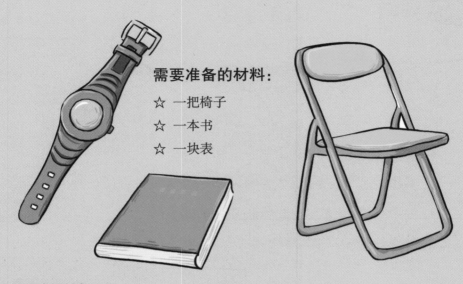

需要准备的材料：

☆ 一把椅子
☆ 一本书
☆ 一块表

◎ **实验开始：**

1. 坐在椅子上；

2. 保持一个姿势看书；

3. 用表看好时间，一个小时后，迅速站起来，看看双腿有什么反应。

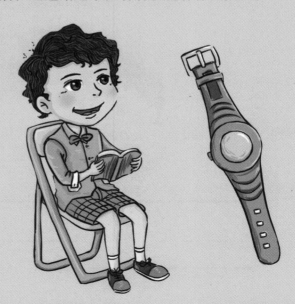

◎有趣的发现：

看完书迅速站起来后，突然觉得双腿特别麻，有一种胀胀的感觉。

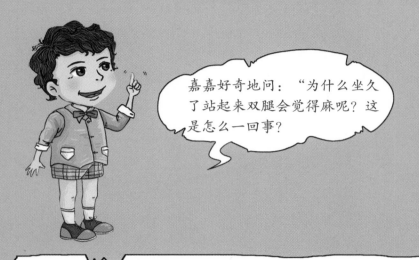

嘉嘉好奇地问："为什么坐久了站起来双腿会觉得麻呢？这是怎么一回事？

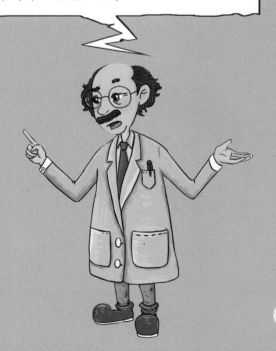

孔墨庄叔叔："这是因为我们在长时间保持一个姿势的情况下，全身血液不能得到很好的循环。当我们迅速站起来的时候，血液不能及时补充给腿，就会产生麻痹的感觉。这时如果起来站一会儿，这种麻麻的感觉就会慢慢地消失了，这是因为，由于重力，血液又继续循环到腿部了。所以我们一定要注意，平时千万不能久坐。"

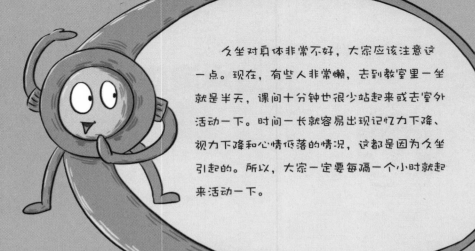

久坐对身体非常不好，大家应该注意这一点。现在，有些人非常懒，去到教室里一坐就是半天，课间十分钟也很少站起来或去室外活动一下。时间一长就容易出现记忆力下降、视力下降和心情低落的情况，这都是因为久坐引起的。所以，大家一定要每隔一个小时就起来活动一下。

皮皮："我敢说没有比腿麻更难受的感觉了。"

孔墨庄叔叔："哈哈，看来你吃过苦头。"

皮皮："对，上次我玩了三小时的游戏机……"

孔墨庄叔叔："活该！"

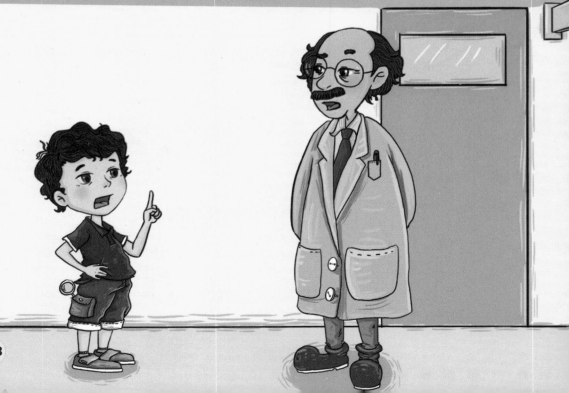

热水泡脚

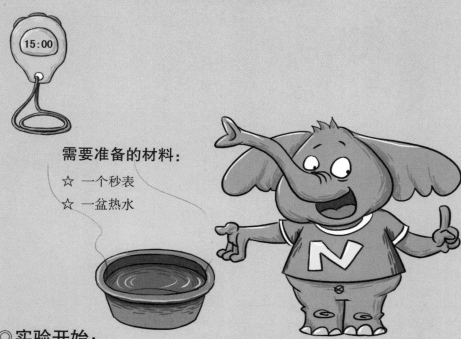

需要准备的材料:

☆ 一个秒表

☆ 一盆热水

◎ **实验开始:**

1. 睡觉之前打一盆热水;

2. 将自己的脚泡在热水中15分钟;

3. 15分钟后抬起自己的脚看看有什么变化?

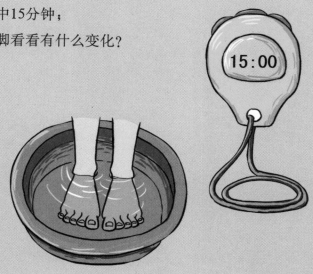

◎有趣的发现：

用热水泡过的脚看上去通红，但是却非常舒服。

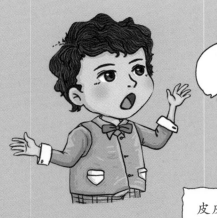

嘉嘉好奇地问："为什么脚会变红呢？"

皮皮："而且还感觉非常舒服。"

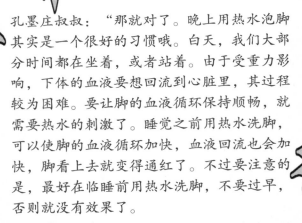

孔墨庄叔叔："那就对了。晚上用热水泡脚其实是一个很好的习惯哦。白天，我们大部分时间都在坐着，或者站着。由于受重力影响，下体的血液要想回流到心脏里，其过程较为困难。要让脚的血液循环保持顺畅，就需要热水的刺激了。睡觉之前用热水洗脚，可以使脚的血液循环加快，血液回流也会加快，脚看上去就变得通红了。不过要注意的是，最好在临睡前用热水洗脚，不要过早，否则就没有效果了。

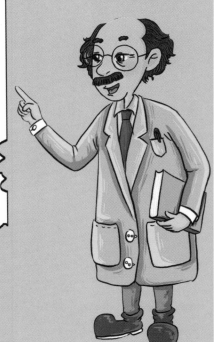

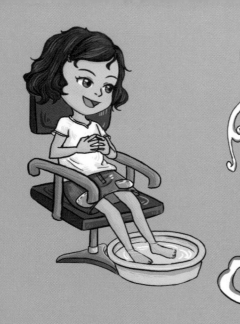

泡脚时，要避免在过饱、过饥饿或进食的状态下进行。因为热水泡脚会加快全身血液循环，如果人处在饥饿状态下，这时就会感到头晕；如果吃得过饱，就会影响消化，因为血液都流到脚部去了，胃部的血液减少，无法有效地消化食物。另外，患有脚气或者是脚上有伤的人，病情严重到起疱时，也不宜用热水泡脚，因为这样很容易造成伤口感染。

皮皮："要是有个人给我洗脚就好了。"

孔墨庄叔叔："自己的事情自己做，你不但自己要泡脚，还应该给你的爸爸妈妈端热水泡脚。"

皮皮："是吗？那从今天晚上开始做好了。"

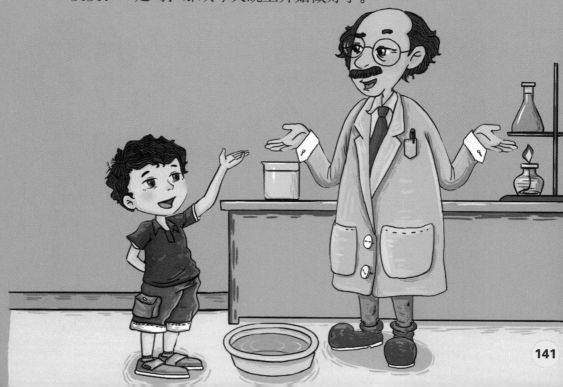

憋不住的尿

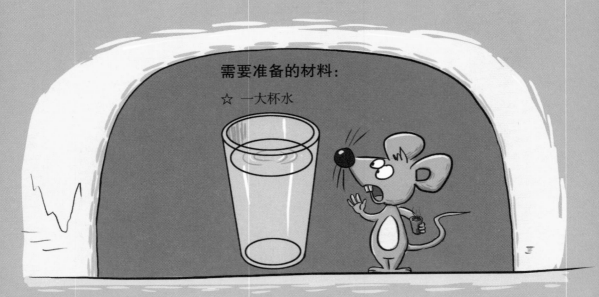

需要准备的材料：

☆ 一大杯水

◎实验开始：

1. 喝一大杯水；

2. 喝完后做别的事情；

3. 等到自己想小便的时候，看看身体有什么反应？

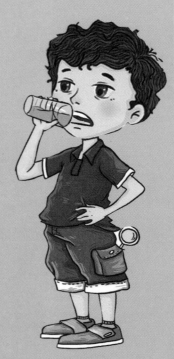

◎有趣的发现:

发现憋得很难受,只想去卫生间。

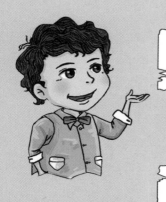

嘉嘉好奇地问:"人为什么都要小便呢?"

皮皮:"尿液是哪里来的呀?"

孔墨庄叔叔:"呵呵。小便是人体最正常的生理现象了。我们每个人每天都要吃饭、喝水,在我们吃入的食物中,除了有益的物质,还有许多有害的物质。这些有害的物质经肝脏分解后,会随人体内多余的水分一起排出体外,这就是尿液。产生尿液的器官是肾脏。当我们大量喝水时,血容量就会增加,血浆通过肾脏过滤而产生的尿液也会增多,当尿液积攒到一定量的时候,身体就会感觉到憋不住的感觉。喝的水太多的话,也容易小便。"

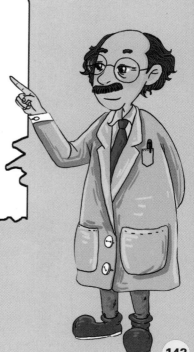

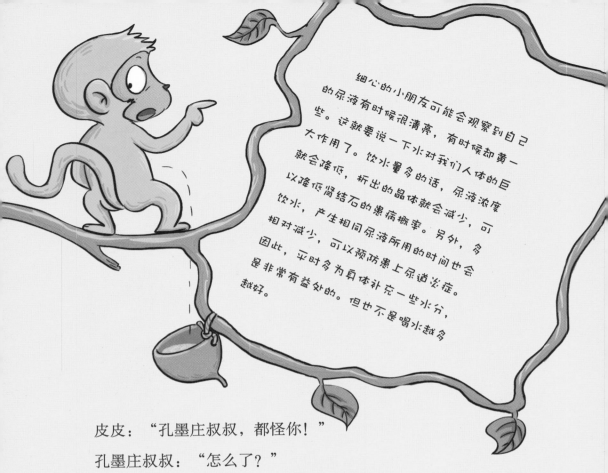

细心的小朋友可能会观察到自己的尿液有时候很清亮，有时候却黄一些。这就要说一下水对我们人体的巨大作用了。饮水量多的话，尿液浓度就会降低，析出的晶体就会减少，可以降低肾结石的患病概率。另外，多饮水，产生相同尿液所用的时间也会相对减少，可以预防患上尿道炎症。因此，平时多为身体补充一些水分，是非常有益处的。但也不是喝水越多越好。

皮皮："孔墨庄叔叔，都怪你！"

孔墨庄叔叔："怎么了？"

皮皮："你不是说多喝水好吗，昨天从上午开始我就不停地喝水，结果，我一天往厕所跑了十几趟！可把我折腾坏了！"

孔墨庄叔叔："哈哈……你这个顽皮的孩子，让你多喝水，并不是让你这么个喝法啊，凡事做得适当才是合理的。"

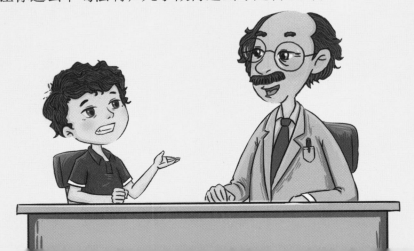

奇妙的数字

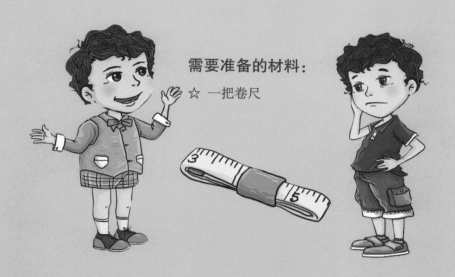

需要准备的材料：

☆ 一把卷尺

◎实验开始：

1．邀请两名同伴，用皮尺量其中一个同伴身体各部分的长度，并计算该数值相对其身高的比例；

2．再用尺子测量另一个同伴的身体比例。

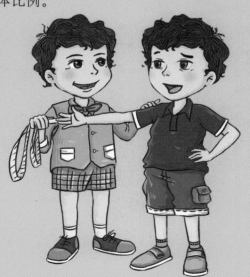

◎有趣的发现：

你会发现，他们的身体比例是差不多相同的。标准人体的比例为头是身高的1／8，肩宽是身高的1／4，平伸两臂的宽度等于身长，两腋的宽度与臀部宽度相等，乳房与肩胛下角在同一水平上，大腿正面厚度等于脸的厚度，人跪下时的高度比身高减少1／4。

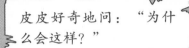

皮皮好奇地问："为什么会这样？"

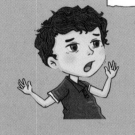

丹丹："是啊，真是奇怪，赶紧告诉我们答案。"

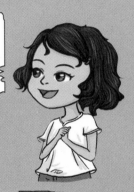

孔墨庄叔叔说："呵呵，这就是人体的奇妙之处，从有人类到现在，我们的身体比例都是遵循这些规律的，原则上那些身体比例不协调的人在外形上通常不被看作是美的。"

发黑的眼睛

需要准备的材料：

☆ 一只表

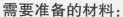

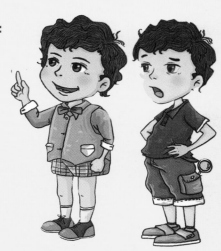

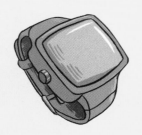

◎ **实验开始：**

1．找两名同伴，让两个同伴做下蹲状；

2．用表计时，15分钟后结束。

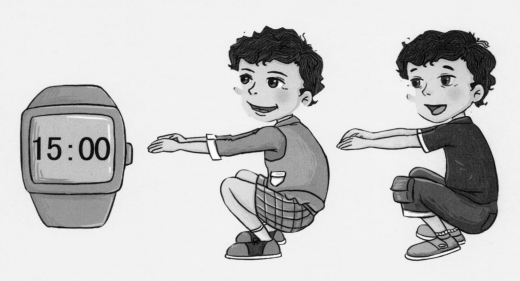

◎有趣的发现：

15分钟后，当他们站起来的时候，会感到两眼发黑，一阵眩晕。

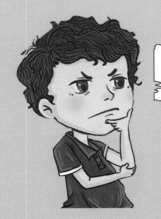

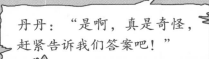

皮皮好奇地问："为什么会这样？"

丹丹："是啊，真是奇怪，赶紧告诉我们答案吧！"

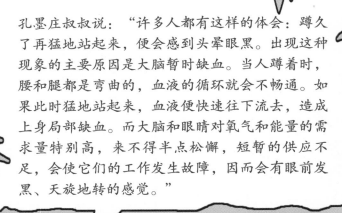

孔墨庄叔叔说："许多人都有这样的体会：蹲久了再猛地站起来，便会感到头晕眼黑。出现这种现象的主要原因是大脑暂时缺血。当人蹲着时，腰和腿都是弯曲的，血液的循环就会不畅通。如果此时猛地站起来，血液便快速往下流去，造成上身局部缺血。而大脑和眼睛对氧气和能量的需求量特别高，来不得半点松懈，短暂的供应不足，会使它们的工作发生故障，因而会有眼前发黑、天旋地转的感觉。"

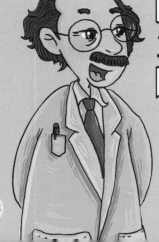

伸缩的肺

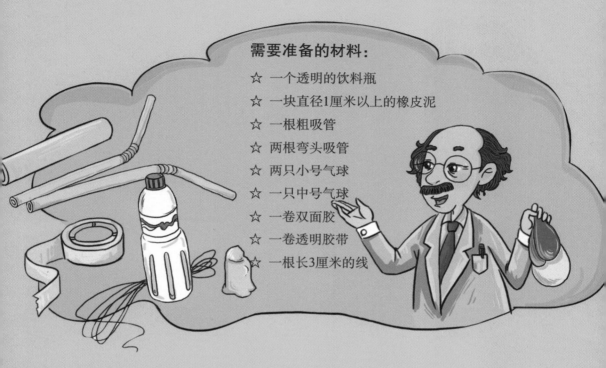

需要准备的材料：

☆ 一个透明的饮料瓶

☆ 一块直径1厘米以上的橡皮泥

☆ 一根粗吸管

☆ 两根弯头吸管

☆ 两只小号气球

☆ 一只中号气球

☆ 一卷双面胶

☆ 一卷透明胶带

☆ 一根长3厘米的线

◎实验开始：

1．剪掉饮料瓶下半部分，保留瓶子上半部分，作为人体的"胸腔"；

2．将两根弯头吸管插入粗吸管内，周围用橡皮泥封住，保证它不漏气，作为人体的"气管"与两根"主支气管"；

3．在两根弯头吸管的另一端先粘一层双面胶，再套上小气球，用线缠好，把小气球固定在吸管上，然后弯折吸管，使之向两边弯曲，作为两只"肺"；

4．旋下瓶盖，在瓶盖上钻一个与粗吸管相同直径的圆孔；

5．将粗吸管由瓶内向瓶口伸出2厘米，用橡皮泥填塞边缘，把粗吸管固定在瓶口。保证它不漏气，旋上钻孔的瓶盖；

6. 在塑料瓶下沿口外壁上粘上一圈双面胶，然后剪下中号气球的下半部分，即得到一张橡皮膜，沿橡皮膜边缘粘一圈透明胶带，把气球橡皮膜粘合在瓶子下沿口的双面胶上，再在其外面缠上两层透明胶带将橡胶膜固定住；

7. 用手向下轻拉橡皮膜，你会发现什么？当你松开手的时候，又会有什么发现？

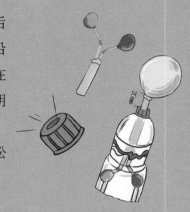

◎有趣的发现：

用手向下轻拉橡皮膜，空气通过粗吸管进气，瓶内的小气球鼓起；松开手，小气球放气收缩。

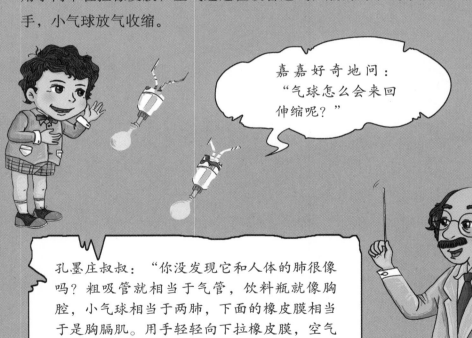

嘉嘉好奇地问："气球怎么会来回伸缩呢？"

孔墨庄叔叔："你没发现它和人体的肺很像吗？粗吸管就相当于气管，饮料瓶就像胸腔，小气球相当于两肺，下面的橡皮膜相当于是胸膈肌。用手轻轻向下拉橡皮膜，空气通过粗吸管进气，小气球鼓起来，表示肺部吸气；松开手，小气球放气收缩，表示肺部在呼气。"

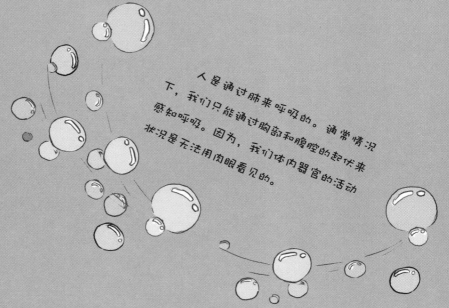

人是通过肺来呼吸的。通常情况下，我们只能通过胸部和腹腔的起伏来感知呼吸。因为，我们体内器官的活动状况是无法用肉眼看见的。

皮皮："如何才能增强肺活量呢？"

孔墨庄叔叔："多运动，比如跑步。"

皮皮："哈哈，我才不会跟鞋子过不去呢！"

孔墨庄叔叔："那你打算怎么办？"

皮皮："很简单，我只需躺在床上练习吹气球就行了！"

孔墨庄叔叔："……"

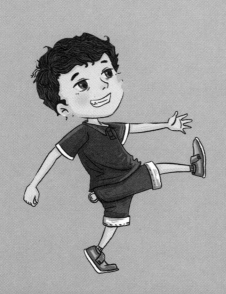

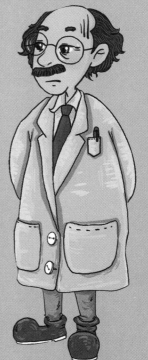